一味中药泡酒良方

主　编

田　燕　蒋　妮

编著者

于　涛　白雅君　安　庆　宋春亮
张　舫　张美玲　张黎黎　李　东
杨　君　单禹铭　夏俊茹　秦伟伟
黄　磊　谢丹丹

金盾出版社

内 容 提 要

本书精选154味中药，详细介绍了每味中药的性味、归经、性能特点、功效、使用注意、药酒处方。对每种药酒的处方、配制、用法用量、功效主治及药方来源等进行了阐述。本书处方来源准确，药效可靠，集知识性、实用性、可操作性于一体。本书适合基层医师、药师，中医爱好者，也可供药酒生产研制工作者和广大群众阅读。

图书在版编目(CIP)数据

一味中药泡酒良方／田燕，蒋妮主编．—北京：金盾出版社，2016.4(2019.3重印)

ISBN 978-7-5186-0741-9

Ⅰ.①一…　Ⅱ.①田…②蒋…　Ⅲ.①药酒—验方　Ⅳ.①R289.5

中国版本图书馆CIP数据核字(2016)第006110号

金盾出版社出版、总发行

北京太平路5号(地铁万寿路站往南)

邮政编码：100036　电话：68214039　83219215

传真：68276683　网址：www.jdcbs.cn

北京军迪印刷厂印刷、装订

各地新华书店经销

开本：850×1168 1/32　印张：8.625　字数：178千字

2019年3月第1版第3次印刷

印数：7 001～10 000册　定价：26.00元

前言

我国中草药资源丰富，将中草药按照一定配伍用酒浸泡制成药酒，以药借酒力、酒助药势可充分发挥其效力而提高疗效。实验表明，有些药物制成酒剂以后，具有其他剂型所没有，或者远远地超过其他剂型的功效，如冬虫夏草的乙醇浸出液对结核杆菌有明显的抑制作用，而水煎剂却无此作用。

药酒历来被民间和医家所重视，药物酿制成酒或以酒浸泡药物用于防病治病，其历史悠久，深受国内外群众青睐。早在出土商朝甲骨文中就有“鬯其酒”的记载，据汉代学者班固解释，即是古人酿制的一种药酒。宋代由朝廷组织编写的《和剂局方》一书，载有数百首药酒方剂。明代李时珍的《本草纲目》一书中，载有1 000多首药酒方剂。药酒具有制作简便，疗效可靠的特点，所以药酒深受历代医家的重视和广大群众的喜爱。如今，人民群众在防病治病、强身健体、延年益寿等方面有了更多、更高的要求，本书正是为了满足广大群众这一需求而编写的。

我们查阅了大量的文献资料，取其精华，编辑成册。本书精选了154味药材的泡酒良方，详细介绍每味原药材的性味、归经、功效及使用注意；对每种药酒的处方、配制、用法用量、功效主治及药方来源等进行了详细的阐述。各处方剂量均换算成现代重量和容量单位，方便读者阅读和制作。

本书 1～3 部分由田燕编写，4～20 部分由蒋妮编写，其余编者在搜集、整理资料及书稿校正中承担了一定的工作，在此深表感谢。

本书内容涉及面广泛，编者参阅和借鉴了许多优秀书籍和文献资料，并得到了有关专家的帮助，在此一并向他们致谢。书中若有疏漏或不妥之处，敬请广大读者批评指正。

作　者

目 录

十三、化痰止咳平喘药 ……………………… (137)

一、解表药

(一)辛温解表药

麻　黄

【性味归经】辛、微苦,温。归肺、膀胱经。

【性能特点】本品辛散质轻,苦泄温通,重在宣肺,药力较强。入肺与膀胱经,外能开腠理,透毛窍,散风寒,发汗解表;内能开宣肺气,通畅气机,以平喘。此外,通过宣肺,又能通调水道,下输膀胱,以利水消肿。

【功　　效】发汗解表,宣肺平喘,利水消肿。

【使用注意】本品发汗力较强,故表虚自汗、阴虚盗汗及肾虚咳喘者忌服。

麻黄醇酒

【处　　方】麻黄(去节)9克,白酒1 700毫升。

【配　　制】将麻黄放入容器中加白酒,文火煎煮至500毫升,去渣取药液,备用。

【用法用量】口服:每次50～100毫升,汗出可愈。

【功效主治】具有解热、发汗、利胆的功效。主治黄疸。

【药方来源】引自《外台秘要》

桂 枝

【性味归经】辛、甘,温。归心、肺、膀胱经。

【性能特点】本品辛温发散,甘温助阳,入心、肺、膀胱经,既走表,又走里。发汗力虽不如麻黄,但长于助阳、温通经脉、温中散寒,并能通阳化气而行水消肿,主治风寒感冒表实表虚皆宜,可疗阳虚、经寒血滞、水肿及痰饮诸证。

【功　　效】发汗解肌,温通经脉,通阳化气。

【使用注意】本品辛温助热,易伤阴动血,故温热病、阴虚阳盛及血热妄行诸出血证忌服,孕妇及月经过多者慎服。

桂枝酒(1)

【处　　方】桂枝60克,米酒500毫升。

【配　　制】用米酒煎煮桂枝煎至250毫升,滤出药液备用。

【用法用量】口服:每次50毫升,每日3次。

【功效主治】具有发汗解表、温经通阳的功效。主治风寒感冒。

【药方来源】引自《普济方》

桂枝酒(2)

【处　　方】桂枝10克，黄酒1 000毫升。

【配　　制】将桂枝及黄酒入容器中煎煮至200毫升，取药液备用。

【用法用量】口服：每次100毫升，每日2次。

【功效主治】具有温经通阳的功效。主治心绞痛。

【药方来源】引自《普济方》

紫　苏

【性味归经】辛，温。归肺、脾经。

【性能特点】本品辛温发散，入肺、脾经。既散肺经风寒，又理脾胃气滞，为治风寒感冒常用药，兼气滞胀满者尤佳。此外，还能安胎、解鱼蟹毒。

【功　　效】发表散寒，行气宽中，安胎，解鱼蟹毒。

【使用注意】本品辛温耗气，故气虚和表虚者慎服。

紫苏驻颜酒

【处　　方】鲜紫苏叶30克，葡萄汁、番茄汁、橘子汁、白酒各250毫升，蜂蜜30毫升。

【配　　制】先将鲜紫苏叶去除杂质，用水淘洗干净，沥净水液，切成细丝，装玻璃瓶内，用白酒浸泡21日后去渣，滤取紫苏酒，与葡萄汁、番茄汁、橘子汁、蜂蜜混合，搅拌均匀即成。

【用法用量】口服：每次 30～50 毫升，加凉开水 20～30 毫升稀释，每日 2 次，早晚空腹饮用。

【功效主治】具有健身养颜的功效。主治肺虚咳嗽、面黄少华、肌肤干燥、体质虚弱、食少纳呆等，并能预防脑梗死和血栓形成等。

【药方来源】引自《中华养生药膳大典》

紫苏大枣酒

【处　　方】紫苏 60 克，大枣(去核)20 克，米酒1 000毫升。

【配　　制】将前 2 味药去除杂质，用水快速淘洗，入砂锅内，用米酒1 000毫升，慢火煮至 500 毫升，滤汁备用。

【用法用量】温服，每次 60 毫升，每日 2 次。

【功效主治】具有理气宽胸、降逆下气的功效。主治风寒侵肺所致的咳嗽、哮喘、畏寒无汗、咳吐稀痰(慢性支气管炎、哮喘)等。

【药方来源】引自《千金要方》

紫苏子酒

【处　　方】紫苏子 60 克，黄酒 2 500 毫升。

【配　　制】将紫苏子放入锅中用文火微炒，装入布袋盛之，放入小坛内，倒入黄酒，加盖密封浸泡，7 日后开封，弃去药袋即成。

【用法用量】口服：每次 10 毫升，每日 2 次。

【功效主治】具有止咳平喘、降气消痰的功效。主治痰涎壅盛、肺气上逆作喘等。

【药方来源】引自《太平圣惠方》

生　姜

【性味归经】辛，微温。归肺、脾经。

【性能特点】本品味辛发散，微温散寒。入肺经，散风寒而发汗解表，温肺寒而化痰止咳，为治风寒感冒与咳嗽所常用。入脾经，善温中止呕，素有“呕家圣药”之称，兼解鱼蟹毒。

【功　　效】发汗解表，温中止呕，温肺止咳。

【使用注意】本品辛温，故阴虚内热及热盛者忌服。

姜糖酒

【处　　方】生姜 100 克，砂糖 200 克，黄酒1 000毫升。

【配　　制】将生姜切碎，与砂糖、黄酒共置入容器里，密封浸泡 1 周后即可服用。

【用法用量】口服：每次 10～20 毫升，每日早晚各 1 次。

【功效主治】具有益脾温经、发表散寒的功效。主治胃肠功能下降引起的口淡无味、食欲缺乏，或有胃中寒冷、呕吐及轻微感冒，妇女痛经等。

【药方来源】引自《药物与方剂》

神仙酒

【处　　方】带皮老生姜 90 克，白酒 150 毫升。

【配　　制】先将生姜用清水洗净，捣烂如泥；再将白酒加热煮沸，倒入姜泥中，用筷子搅匀，取药液备用。

【用法用量】温服，每次 15 毫升，每日 3 次。

【功效主治】具有发表散寒、温中。主治风寒感冒、胃痛、恶心、呕吐，遇寒冷症状加重。

【药方来源】引自《丹台玉案》

生姜酒(1)

【处　　方】生姜 60 克，米酒 100 毫升。

【配　　制】先把生姜洗净，捣烂，在米酒中浸泡 30 分钟，然后加热煮沸，去除姜渣，滤取药汁。

【用法用量】口服：此药酒 1 次服完，每日 1 剂，不愈再配再服。

【功效主治】具有温中降逆、祛风散寒的功效。主治胃寒胃痛、恶心呕吐、小腹冷痛。

【药方来源】引自《本草纲目》

生姜酒(2)

【处　　方】鲜生姜 120 克，白酒 150 毫升。

【配　　制】将鲜生姜用水洗净，沥去水液，置于玻璃瓶中，加入白酒，密封浸泡，每日振摇 1 次，7 日后即可使用。

【用法用量】口服：每次 10～15 毫升，每日 2 次。外用：用消毒棉签蘸药酒擦涂患处，每日 3～5 次。

【功效主治】具有温经通络的功效。用于治疗冻疮、斑秃，也可解半夏中毒。

【药方来源】引自《中国民间疗法》

姜汁葡萄酒

【处　　方】生姜50克，葡萄酒500毫升。

【配　　制】将生姜洗净，捣烂，加入葡萄酒中，浸泡3日，滤出姜渣，挤净姜汁，取出药酒即可。

【用法用量】口服：每次50毫升，每日2～3次。

【功效主治】具有健胃祛湿、散寒止痛的功效。主治寒性腹痛、嗳气呃逆等。

【药方来源】引自《民间百病良方》

姜汁啤酒

【处　　方】生姜汁10毫升，啤酒200毫升。

【配　　制】将生姜汁滴入啤酒中，调匀即成。

【用法用量】口服：药酒1次饮完。再服再制。

【功效主治】具有温肺祛痰、活血止泻的功效。主治腹泻、咳嗽多痰等。

【药方来源】引自《自制药酒助养生》

生姜浸酒

【处　　方】生姜250～500克，50°～60°白酒500毫升。

【配　　制】将生姜洗净，捣烂，连汁置于容器中，加入白酒，密封浸泡2日后，即可使用。

【用法用量】外用：每日早晚取此药酒涂擦患处数遍，或将患部浸泡药酒中5～10分钟。

【功效主治】具有解毒杀菌的功效。用于治疗鹅掌风、甲癣等。

【药方来源】引自《民间百病良方》

扶衰仙凤酒

【处　　方】肥母鸡1只，大枣200克，生姜20克，白酒250毫升。

【配　　制】将鸡宰杀煺毛，开肚去肠，清洗干净，切成数小块；将生姜切薄片；大枣去核。将鸡、姜、大枣置于瓦缸内，将白酒倒入，用泥封固坛口。另用一大铁锅，倒入水，以能浸瓦坛一半为度。将药坛放入锅中，盖上锅盖。置火上，先用武火煮沸，后用文火煮2小时，即取出药液，放凉水中拔除火毒，药酒即成。

【用法用量】每次将鸡、姜、大枣和酒，随意食之，每日早晚各服1次。

【功效主治】具有补虚、健身、益寿的功效。主治劳伤虚损、瘦弱无力、女子赤白带下等。

【药方来源】引自《万病回春》

生姜芍药酒

【处　　方】生姜30克，白芍(炒)15克，黄酒70毫升。

【配　　制】将前2味药切碎，入砂锅，用黄酒煮沸1分钟去渣，候温取用。

【用法用量】口服：每日1剂，1次顿服。

【功效主治】具有温通气血的功效。主治下痢不止、腹痛转筋难忍者等。

【药方来源】引自《民间百病良方》

葱姜酒

【处　　方】生姜、葱白各30克，食盐6克，白酒15毫升。

【配　　制】将前3味捣烂如糊状，入白酒调和均匀，用纱布包好备用。

【用法用量】外用：取药酒包涂搽小儿前胸、后背、手心、脚心、腋下、肘窝等处，各涂搽1遍后让小儿静卧。

【功效主治】具有疏散风寒的功效。主治小儿风寒感冒。

【药方来源】引自《民间百病良方》

姜醋酒方

【处　　方】生姜10克，面粉30克，陈醋30毫升，白酒20毫升。

【配　　制】将生姜洗净捣烂后，放入面粉、陈醋和白酒，调和成稠糊状，做成药饼2个，备用。

【用法用量】外用：取药饼敷患儿两足心，外用纱布包扎固定，每日更换药1次。

【功效主治】具有温中止呕的功效。主治呕吐，腹部喜暖畏寒者。

【药方来源】引自《民间百病良方》

荆　芥

【性味归经】辛,微温。归肺、肝经。

【性能特点】本品辛香,微温不烈,药力平和,入肺、肝经。生用长于发散,善散风解表、透疹止痒,为解表散风通用药,治表证及疹痒,无论风寒风热皆可。炒炭性变收敛,善止血,治各种出血可选用。

【功　　效】散风解表,透疹止痒,止血。

【使用注意】本品辛温发散,耗气伤阴,故体虚多汗、阴虚头痛者忌服。

荆芥豉酒

【处　　方】荆芥10克,淡豆豉250克,黄酒250毫升。

【配　　制】将前2味药与黄酒同煎煮5～7沸,过滤去渣,收贮备用。

【用法用量】随时稍加热饮之。

【功效主治】具有疏风散寒、解表除烦的功效。主治外感风寒、发汗无汗。

【药方来源】引自《药酒验方选》

羌　活

【性味归经】辛、苦,温。归膀胱、肾经。

【性能特点】本品辛温苦燥，升浮发散，主入膀胱经，兼入肾经，药力较强。作用偏上偏表，主散肌表游风及寒湿而通利关节止痛，善治表证夹湿、太阳头痛及上半身风湿痹痛。

【功　　效】解表散寒，祛风胜湿，止痛。

【使用注意】本品气味浓烈，用量过多，易致呕吐，故脾胃虚弱者不宜服；又辛温燥烈，伤阴耗血，故血虚痹痛、阴虚头痛者慎服。

内消酒

【处　　方】羌活30克，鲜仙人掌（洗净）250克，杏仁（去皮尖）30克，白酒1 000毫升。

【配　　制】将上述前3味药研碎，置于容器中，加入白酒，密封浸泡7日，过滤去渣后，即可使用。

【用法用量】口服：每日空腹温服10毫升，晚上临睡前再服10毫升。

【功效主治】具有清热解毒、消肿散结的功效。用于治疗风热毒气，结成瘰疬。

【药方来源】引自《普济方》

二活川芎酒

【处　　方】羌活、独活各15克，川芎20克，火麻仁、黑豆（炒香）各30克，米酒2 500毫升。

【配　　制】将前4味药研碎，置容器中，加入米酒，密封，浸泡10余日后开封，再将黑豆炒香令烟起，趁热投入酒中，候冷，过滤去渣即成。

【用法用量】口服：每次20～30毫升，每日早晚各1次。

【功效主治】具有祛风、活血、解痉的功效。主治中风初起、颈项强直、肩背酸痛、肢体拘急、时有恶风、发热等。

【药方来源】引自《圣济总录》

白芷

【性味归经】辛,温。归肺、胃经。

【性能特点】本品辛温燥散,芳香走窜,入肺、胃经,善除手足阳明经之邪。外散风寒而解表,上通鼻窍而止痛。入阳明能燥湿散寒而止带,走肌肤能消肿排脓止痒而疗疮疹。阳明头痛最宜,牙痛鼻塞效良。

【功　　效】发散风寒,通窍止痛,燥湿止带,消肿排脓。

【使用注意】本品辛香温燥,故阴虚血热者忌服。

桃花白芷酒

【处　　方】桃花 250 克,白芷 30 克,白酒1 000毫升。

【配　　制】将前 2 味药置容器中,加入白酒,密封浸泡 30 日后,过滤去渣即成。

【用法用量】口服:每次 10～20 毫升,每日 2 次。外用:取此酒少许置于手掌中,双手合擦至热时,即来回擦面部患处。

【功效主治】具有活血通络、润肤祛斑的功效。主治面色晦暗、黄褐斑或妊娠产后面暗等。

【药方来源】引自《浙江中医杂志》

(二)辛凉解表药

薄 荷

【性味归经】辛,凉。归肺、肝经。

【性能特点】本品辛凉,气味芳香,质轻上浮,疏泄清利,入肺、肝经。既善散上焦风热而清利头目与咽喉,又能透发疹毒和疏肝。治风热诸疾最宜,治肝郁化热可投。

【功　　效】宣散风热,清利头目,利咽,透疹,疏肝。

【使用注意】本品发汗耗气,故表虚自汗者不宜服。

薄荷酊

【处　　方】薄荷叶 50 克,薄荷油 50 毫升,90%乙醇适量。

【配　　制】先将薄荷叶置容器中,加入乙醇,密封浸泡 1～3 日,过滤去渣,加入薄荷油混匀,加乙醇至1 000毫升即得。

【用法用量】口服:每次空腹服 0.5～1 毫升。用时加冷开水稀释后服用,每日 1 次。

【功效主治】具有驱风健胃的功效。主治嗳气、呃逆、恶心呕吐、腹胀等。

【药方来源】引自《中药制剂汇编》

薄荷酒

【处　　方】薄荷油 10 克，米酒 50 毫升，黄酒 50 毫升。

【配　　制】将薄荷油与米酒、黄酒兑在一起。

【用法用量】口服：每日早晚各 1 次，每次 1～3 滴。

【功效主治】具有清热疏风、辟秽解毒、清咽透疹的功效。主治伤风感冒、头痛目赤、咽痛、牙痛、皮肤风痒，以及热性病初起，身热无汗，小儿感冒发热尤宜。

【药方来源】引自《中药制剂汇编》

牛蒡子

【性味归经】辛、苦，寒。归肺、胃经。

【性能特点】本品辛寒清散，苦寒清泄，并兼滑利，入肺、胃经，能升能降。外散风热而解表透疹，内解热毒而消肿，上清宣肺气而祛痰止咳，下利二便而导热毒外出。发汗不如薄荷，长于清解热毒与滑利二便。主治风热或热毒所致诸疾，兼二便不利者尤宜。

【功　　效】疏散风热，宣肺利咽，解毒透疹，消肿疗疮。

【使用注意】本品能滑肠，故脾虚便溏者忌服。

牛蒡子酒

【处　　方】牛蒡子 500 克，黄酒 6 000 毫升。

【配　　制】将牛蒡子去除杂质，晒干研碎，放于干净砂盆内，加入黄酒 2 500 毫升，研令极烂，双层纱布滤取白汁。

其药渣再用黄酒2 500毫升继续研磨，滤取白汁；最后用黄酒1 000毫升，将剩余药渣和匀，盛于瓷坛内，与上两次白汁混合，倒入坛内，密封坛口，夏季7日，春秋14日，冬季21日，日满启封，滤取药液，装瓶备用。

【用法用量】口服：每次30毫升，每日3次，饭前空腹服。

【功效主治】具有祛风、解肌、祛湿热的功效。主治多发性神经炎（肉痿不仁者）。

【药方来源】引自《太平圣惠方》

牛蒡地黄酒

【处　　方】牛蒡子、生地黄、枸杞子各100克，牛膝20克，白酒1 500毫升。

【配　　制】将前4味药共研碎末，入布袋，置净容器中，加白酒，密封浸泡（春夏7日，秋冬14日），去渣留液。

【用法用量】晚饭后温饮，每次10～20毫升，每日1次。

【功效主治】具有清热解毒，养阴凉血，益肝肾的功效。主治风毒疮痈不瘥，四肢缓弱，腰膝酸困。

【药方来源】引自《圣济总录》

蝉　蜕

【性味归经】甘，寒。归肺、肝经。

【性能特点】本品甘寒质轻，疏散消透解痉，功在肺、肝二经。发汗不如薄荷，清热不如牛蒡，长于祛风解痉与明目开音，主治风热、肝热或肝风所致诸疾。

【功　　效】疏散风热，透疹止痒，明目退翳，息风止痉。

【使用注意】孕妇慎服。

蝉蜕酒

【处　　方】蝉蜕 30 克，黄酒 500 毫升。

【配　　制】将蝉蜕洗净，晒干，微炒，研为细末，备用。

【用法用量】口服：每次用蝉蜕细末 3 克，以黄酒 15 毫升加凉开水 30 毫升调和冲服，每日 2 次。

【功效主治】具有祛风解痉的功效。主治破伤风。

【药方来源】引自《本草纲目》

蝉蜕糯米酒

【处　　方】蝉蜕 3 克，糯米酒 50 毫升。

【配　　制】将蝉蜕研成细末，待用；糯米酒加入清水 250 毫升，煮沸，将上述药材混合搅匀后，即可使用。

【用法用量】口服：成人 1 次顿（温）服，小儿分 2 次服用。

【功效主治】具有疏风散热、透疹解痉的功效。用于治疗荨麻疹。

【药方来源】引自《民间百病良方》

菊　花

【性味归经】辛、甘、苦，微寒。归肝、肺经。

【性能特点】本品辛香轻散，苦寒清泄，甘而略兼益阴，疏散清降。入肺经，善疏散风热而清利头目。入肝经，善泄热益阴而平肝明目。兼清解热毒而治疮肿。主治风热、肝热、热毒所致诸疾。

【功　　效】疏散风热，平肝明目，清热解毒。

【使用注意】本品寒凉，故脾胃虚寒者慎服。

菊花煮酒

【处　　方】菊花9克，糯米酒适量。

【配　　制】将菊花撕碎，置砂锅中，加糯米酒适量，煮沸，取汁。

【用法用量】口服：每次1剂，每日2次，每次适量服。

【功效主治】具有清肝明目的功效。主治青光眼、头目昏胀。

【药方来源】引自《药品汇编》

野菊花叶酒

【处　　方】野菊花叶1 000克，葡萄酒适量。

【配　　制】将野菊花叶洗净，捣烂绞汁，混合调匀后，即可使用。

【用法用量】口服：每次30毫升，兑入果酒30毫升中，搅匀服之，每日2次。药渣外敷患处。

【功效主治】具有清火解毒、通经活络的功效。用于治疗疮疖肿毒。

【药方来源】引自《民间百病良方》

白菊花酒

【处　　方】白菊花150克，白酒1 500毫升。

【配　　制】将白菊花盛装于洁净的纱布袋，扎紧袋口，与白酒一起置入容器中，密封浸泡7日即成。

【用法用量】口服：每次15～20毫升，每日2次。

【功效主治】具有清肝明目、疏风解毒的功效。主治头痛日久不愈、时发时止、视物昏花、头发干落、心胸烦闷等。

【药方来源】引自《苏颂图经》

菊蒲酒

【处　　方】鲜白菊花500克，鲜蒲公英60克，白酒50毫升。

【配　　制】将上述前2味药洗去泥土，入臼捣烂，挤取自然绿汁，再将白酒加热至沸腾，与之前汁液混合调匀，即可使用。

【用法用量】口服：上述所得药酒为1次量，1次服完，再服再制。外用：以药渣敷于患处，盖被睡卧出汗。

【功效主治】具有清热解毒、消肿止痛的功效。用于治疗疔疮、痈肿。

【药方来源】引自《"菊蒲酒"治疗疔疮》

菊花酒(1)

【处　　方】菊花、生地黄、地骨皮、糯米各1 000克，酒曲适量。

【配　　制】菊花、生地黄、地骨皮加水10升，煎煮30分钟，取药液，再与糯米一起煮成粥状，待温度降至35℃～

40℃时，和入酒曲，装坛中酿酒，密封坛口，30 日后即成，取上清液。

【用法用量】口服：每次 30 毫升，每日 2 次。

【功效主治】具有清肝补肾、凉血降脂的功效。主治高脂血症，属肝郁脾虚证者。

【药方来源】引自《太平圣惠方》

菊花酒(2)

【处　　方】甘菊花 500 克，生地黄 300 克，枸杞子、当归各 100 克，糯米 3 500 克，酒曲1 000克。

【配　　制】将上述 4 味药加水煎煮取浓汁，用纱布过滤。再将糯米煮半熟后沥干，与药汁混匀后再蒸熟，待凉后拌上酒曲，装入瓦坛中发酵 20 日，有甜味后滤出药液，装瓶备用。

【用法用量】口服：每次 30 毫升，每日 2 次，温服。

【功效主治】具有养肝明目、滋阴清热的功效。主治肝肾不足型头痛。

【药方来源】引自《本草纲目》

菊花酒(3)

【处　　方】菊花、生地黄、地骨皮各 2 500 克，糯米 35 千克，酒曲适量。

【配　　制】将前 3 味药加水 50 升煮至减半，备用；糯米浸泡，沥干，蒸饭待温，同酒曲（先压细）、药汁同拌匀，入瓮密封，候熟澄清备用。

【用法用量】口服：每次温服 10 毫升，每日 3 次。

【功效主治】具有壮筋骨、补精髓、清虚热的功效。主治早衰。

【药方来源】引自《太平圣惠方》

甘菊首乌酒

【处　　方】甘菊花 100 克，何首乌 200 克，黄酒 1 500 毫升。

【配　　制】将前 2 味药去除杂质，用水快速淘洗，沥去水液，晒干研末，用生绢袋或纱布袋装，扎紧袋口，放进小口瓷坛内，注入黄酒，密封坛口浸泡；再将酒坛放入锅里，加水煮沸 4～6 小时.使水淹没酒坛的 4/5，坛口露出水面；然后从锅里取下，置阴凉干燥处继续浸泡，每日振摇 3～5 次，7 日后启封，去除药渣，滤取药酒备用。

【用法用量】口服：每次 20～30 毫升，每日 2 次，早晚空腹温服。

【功效主治】具有益肾乌发的功效。主治须发早白、头晕目眩、视物昏花等。

【药方来源】引自《中华养生药膳大典》

菊花首乌酒

【处　　方】菊花 2 500 克，何首乌1 000克，当归、枸杞子各 500 克，糯米 5 000 克，酒曲适量。

【配　　制】将菊花、何首乌、枸杞子、当归入锅中，加水煮汁，用纱布滤取药液备用。再将糯米蒸成米饭，与药汁混匀，再拌适量酒曲，装入容器中，密封，周围用棉花或稻草保温发酵，21 日后压去酒糟，滤取药酒备用。

【用法用量】口服：每次 50 毫升，每日 2 次。

【功效主治】具有养肝肾、益精血、抗早衰的功效。主治肝肾不足、目视昏花、头晕失眠、须发早白、腰膝酸软等。

【药方来源】引自《大众药膳》

蔓荆子

【性味归经】辛、苦，微寒。归膀胱、肝、胃经。

【性能特点】本品辛苦微寒，升浮行散，既入膀胱经，又入肝、胃经。主散头面部风热、清利头目而治头面部诸疾。兼祛经络风邪而疗痹痛拘急。

【功　　效】疏散风热，清利头目，祛风止痛。

【使用注意】本品辛苦微寒，故血虚有火之头痛目眩及胃虚者慎服。

蔓荆子酒

【处　　方】蔓荆子 90 克，黄酒 500 毫升。

【配　　制】将蔓荆子去除杂质，研为粗末，装入纱布袋，扎紧袋口，放入瓷瓶内，用黄酒浸泡，密封瓶口，每日振摇 1 次，7 日后取药液即可使用。

【用法用量】口服：每次 35 毫升，每日 3 次，饭后温服。

【功效主治】具有疏散风热、清利头目的功效。主治头风、头痛。

【药方来源】引自《千金要方》

蔓荆附子酒

【处　　方】蔓荆子 6 克，制附子 2 枚，白酒 500 毫升。

【配　　制】将前 2 味药洗净，置容器中，加白酒密封浸泡 14 日，去渣留液。

【用法用量】外用：每日洗头 1～2 次。

【功效主治】具有温阳祛风、通经和血的功效。主治头发脱落，偏正头痛。

【药方来源】引自《经典药酒保健方选粹》

浮　萍

【性味归经】辛，寒。归肺、膀胱经。

【性能特点】本品辛寒清宣，轻浮升散。上入肺经，能疏散风热、发汗解表、透疹止痒；下走膀胱经，能通调水道、下输膀胱而利水消肿。尤善治风疹瘙痒与风水水肿。

【功　　效】发汗解表，透疹止痒，利水消肿。

【使用注意】本品发汗力较强，故体虚多汗者慎服。

浮萍酒

【处　　方】鲜浮萍 100 克，95％乙醇 300 毫升。

【配　　制】将鲜浮萍去除杂质，用清水冲洗干净，沥干并捣烂，置于玻璃瓶中，用酒浸泡，密封瓶口，每日振摇3～5次，5～7 日后，过滤去渣即可使用。

【用法用量】外用：用棉签蘸药酒擦患处，每日3～5 次。

在外用药酒的同时，应配合其他内服药酒，内外夹攻，效果更佳。

【功效主治】具有透表止痒的功效。用于治疗风热隐疹、皮肤瘙痒难忍。

【药方来源】引自《中华养生药膳大典》

二、清 热 药

(一)清热泻火药

石 膏

【性味归经】辛、甘,大寒。归肺、胃经。

【性能特点】本品生用辛甘大寒,入肺、胃经,主以清泄,兼以透解,既善清泄气分实热和肺胃实火,又兼解肌透热,热去则烦除津生渴止,为治气分高热和肺胃实火之要药。煅后味涩性凉,外用能收敛生肌,兼清热,为治疮疡湿疹所常用。

【功　　效】生用:清热泻火,除烦止渴;煅用:收湿敛疮,生肌止血。

【使用注意】本品为矿物药而大寒伤胃,故脾胃虚寒及阴虚内热者忌服。

带状疱疹酒

【处　　方】石膏30克,50%乙醇1 100毫升。

【配　　制】石膏置容器中,加入乙醇,密封浸泡24小时,去渣留液。

【用法用量】外用:每次用棉签蘸药酒外搽患处,每日

4～6次。

【功效主治】具有燥湿杀虫、止血定痛的功效。用于治疗带状疱疹。

【药方来源】引自《江苏中医》

栀　子

【性味归经】苦,寒。归心、肺、胃、三焦经。

【性能特点】本品苦寒降泄清利,善清心、肺、三焦之火,导湿热之邪从小便而出。入气分能泻火而除烦,入血分能凉血解毒而止血疗疮,入三焦能清利湿热而利尿退黄。此外,外用还具消肿止痛之功。

【功　　效】泻火除烦,清热利尿,凉血解毒,消肿止痛。

【使用注意】本品苦寒滑肠,故脾虚便溏者忌服。

栀子酒

【处　　方】栀子9克,茵陈9克,白酒500毫升。

【配　　制】将上2味药研细末,与白酒共置入容器中,于锅内蒸至3小时,滤出药液备用。

【用法用量】口服:每次50毫升,每日2次。

【功效主治】具有清热利胆退黄的功效。主治黄疸。

【药方来源】引自《普济方》

(二)清热燥湿药

黄　连

【性味归经】苦,寒。归心、肝、胃、大肠经。

【性能特点】本品大苦大寒,清泄燥湿,药力颇强,主入心、胃经,兼入肝与大肠。作用偏于心及中焦,善清心胃之火,除中焦湿热,为治湿热火郁之要药。

【功　　效】清热燥湿,泻火解毒。

【使用注意】本品大苦大寒,过量或久服易伤脾胃,故内服用量不宜过大,也不宜常量久服,胃寒呕吐或脾虚泄泻者忌服。

黄连酒

【处　　方】黄连 60 克,白酒 500 毫升。

【配　　制】用白酒煮黄连,煮取 150 毫升。

【用法用量】口服:以上药酒,分 2 次 1 日内服完。

【功效主治】具有泻火解毒、清热燥湿的功效。主治赤白痢疾、里急后重、便出脓血如鸡子白,日夜数十次,绕脐痛,证属湿热下痢者。

【药方来源】引自《外台秘要》

黄冰酒

【处　　方】黄连 9 克,冰片 0.5 克,高粱酒 100 毫升。

【配　　制】将黄连去杂质，置容器中，加高粱酒密封，浸泡7日后去渣留液，入冰片溶化后，备用。

【用法用量】外用：每次先将患耳洗净，滴入药酒1～2滴，每日2次。

【功效主治】具有消炎通窍的功效。主治化脓性中耳炎。

【药方来源】引自《云南中医杂志》

三黄酊

【处　　方】黄连、黄芩、黄柏各20克，75％乙醇300毫升。

【配　　制】将以上3味药去除杂质，研为细末，放入乙醇中，密封浸泡2周，过滤去渣后，装瓶备用。

【用法用量】外用：取适量药酒装入喷雾器中，均匀喷于烧伤创面上，每日3～6次。创面无须包扎。

【功效主治】具有清热解毒、活血生肌的功效。用于治疗小面积烧伤。

【药方来源】引自《三黄酊治疗小面积烧伤》

黄　柏

【性味归经】苦，寒。归肾、膀胱、大肠经。

【性能特点】本品苦寒，清泄燥湿，主入肾与膀胱，兼入大肠经，作用偏于下焦。善清相火，退虚热，除下焦湿热。药力虽不及黄连，但以退虚热为长。

【功　　效】清热燥湿，泻火解毒，退虚热。

【使用注意】本品苦寒，易伤胃气，故脾胃虚寒者忌服。

黄柏酒

【处　　方】黄柏 30 克，40%乙醇 150 毫升。

【配　　制】将黄柏切薄片，置容器中，加乙醇，密封浸泡 24 小时，去渣留液。

【用法用量】外用：每次先将患耳洗净，滴入药酒数滴，每日 1～2 次。

【功效主治】具有消炎止痛的功效。主治化脓性中耳炎。

【药方来源】引自《中药制剂汇编》

金花酒

【处　　方】黄柏 90 克，黄连 15 克，栀子 30 克，米酒 500 毫升。

【配　　制】将前 3 味药加米酒，煎数百沸，去渣留液，候凉备用。

【用法用量】口服：空腹服用，不拘时候，每次 20 毫升。

【功效主治】具有清热利湿、解毒杀虫的功效。主治口舌生疮、牙龈出血。

【药方来源】引自《景岳全书》

苦　参

【性味归经】苦，寒。归心、肝、胃、大肠、膀胱经。

【性能特点】本品苦寒清燥，沉降下行。既善清热燥湿、祛风杀虫而止痒，又能利尿导湿热之邪从小便出，为治湿热之疮疹、带下、黄疸、泻痢、便血及淋痛等所常用。

【功　　效】清热燥湿，杀虫止痒，利尿。

【使用注意】本品苦寒，故脾胃虚寒者忌服。反藜芦，故不宜与藜芦同用。

苦百酊

【处　　方】苦参、百部各100克，75％乙醇1 000毫升。

【配　　制】将苦参、百部研成粗末，放入酒坛中，加75％乙醇，搅拌润湿，加盖，放阴凉处浸泡5～7日，滤去药渣，装瓶备用。

【用法用量】外用：用棉签蘸取药酊涂患处，每日3次，以愈为度。

【功效主治】具有清热燥湿、杀虫止痒的功效。主治痤疮。

【药方来源】引自《中国当代中医名人志》

苦参酊(1)

【处　　方】苦参、徐长卿各30克，白降丹0.5克，麝香0.2克，95％乙醇130毫升。

【配　　制】先将上述前2味药加入适量清水，煎煮2次，取2次汁液混合，再浓缩至20～25毫升，待凉后加入95％乙醇中，静置48小时后，滤出药液，再加白降丹、麝香拌匀，溶化后即可使用。

【用法用量】外用：用棉签蘸药液擦患处，每日2～3次。

【功效主治】具有祛风清热、解毒止痒、活血散瘀、抗菌消炎的功效。用于治疗神经性皮炎。

【药方来源】引自《河南中医》

苦参酊(2)

【处　　方】苦参 310 克，百部、野菊花、凤眼草各 90 克，樟脑 125 克，75%乙醇(或白酒)5 000 毫升。

【配　　制】将上述前 4 味药研碎，置于容器中，加入 75%乙醇，密封浸泡 7 日，过滤去渣后留液，再加入樟脑(研粉)，待溶化后，即可取用。

【用法用量】外用：取药酊擦皮损处，每日 1～2 次，以愈为度。

【功效主治】具有灭菌止痒的功效。用于治疗脂溢性皮炎、皮肤瘙痒、单纯糠疹、玫瑰糠疹等。

【药方来源】引自《朱永康临床经验集》

苦参甘草酒

【处　　方】苦参 45 克，生甘草 15 克，白酒 500 毫升。

【配　　制】将前 2 味洗净，加白酒，煎至减半，去渣留液。

【用法用量】口服：不拘时候，随量饮用，不吐再饮或探喉引吐之。

【功效主治】具有引吐解毒的功效。主治食物中毒。

【药方来源】引自《药酒汇编》

复方苦参酒

【处　　方】苦参、地肤子、白矾各100克，黄柏50克，95%乙醇、20%甲醛各500毫升。

【配　　制】将上述4味药去除杂质，研碎，放入乙醇和甲醛的混合液中，在干净的玻璃瓶内密封浸泡，5日后即可使用。

【用法用量】外用：使用前将药液倒在杯内烤热到30℃左右，用棉签蘸药液擦患处，每日2次。

【功效主治】具有燥湿解毒、杀虫止痒的功效。用于治疗慢性湿疹、湿疮，对细菌、真菌所致的皮肤疾患均有很好的疗效。

【药方来源】引自吴胜海等《复方苦参液治疗湿毒疮》

苦参酒

【处　　方】苦参2 500克，露蜂房300克，刺猬皮1具，秫米（黏高粱米）15千克，酒曲2 500克。

【配　　制】将上述前3味药去除杂质，加水15 000毫升煎煮，煎取5 000毫升，去渣；将秫米淘洗干净，做成秫米饭，与药液混合；待温度降至30℃左右时，拌入酒曲，搅拌均匀，置于瓷瓶内，加盖密封，发酵酿酒，待21日酒熟后，压去酒糟，滤取药酒，装瓶密封即可使用。

【用法用量】口服：每次50毫升，每日3次。

【功效主治】具有除湿杀虫、疏风止痒的功效。用于治疗银屑病。

【药方来源】引自《太平圣惠方》

苦参猥皮酒

【处　　方】苦参100克，露蜂房15克，刺猬皮1具，酒曲150克，糯米1 500克。

【配　　制】将前3味药共研粗末，用水2 500毫升，煎至500毫升，去渣留液，待冷。糯米蒸饭，待温，入药液、酒曲拌匀，如常法酿酒，酒熟后去糟。

【用法用量】口服：每次10毫升，每日2次。

【功效主治】具有清热解毒、祛湿止痒的功效。用于治疗各种疥疮、周身瘙痒、阴痒带下。

【药方来源】引自《证治准绳》

（三）清热凉血药

生　地　黄

【性味归经】甘、苦，寒。归心、肝、肾经。

【性能特点】本品苦寒清泄，味甘质润，入心、肝、肾经，为清滋润滑之品。既善清解营血分之热，又善滋阴清热而生津，还能润燥滑肠。鲜者名鲜地黄，长于清热凉血；干者名干地黄，长于滋阴凉血。

【功　　效】清热凉血，养阴生津，润肠。

【使用注意】本品寒滑腻滞，故脾虚食少便溏及湿夹中满者忌服。

地黄酒(1)

【处　　方】生地黄500克，糯米3 500克，酒曲300克。

【配　　制】将生地黄去陈杂质，切细，加水煎煮2次，每次煮沸40～50分钟，合并2次煎浓，得药汁2 500毫升。将糯米加水煮成稀米饭，与药汁混合，等温度降至30℃左右时，拌入酒曲，调和均匀，置瓷瓮内，加盖密封，21日酒熟，压去酒糟，滤取药酒，瓶装备用。

【用法用量】口服：每次温服50～80毫升，每日2次。

【功效主治】具有补精血、乌须发的功效。主治须发早白、贫血等。

【药方来源】引自《太平圣惠方》

地黄酒(2)

【处　　方】生地黄汁1 200毫升，杏仁、火麻子各100克，糯米1 000克，酒曲150克。

【配　　制】先以生地黄汁渍酒曲，待发酵；糯米做饭，冷暖适宜；杏仁、火麻子研末，与糯米饭拌匀，共分8份。每取1份，投曲汁中装入净坛放温暖处酿酒；再取第二份，如法酿制，依此类推。待浸泡14日后，取清液备用。

【用法用量】口服：每次温服50～100毫升，每日2次。

【功效主治】具有滋阴养颜、益气明目的功效。主治虚羸等。

【药方来源】引自《外台秘要》

地黄生姜酒

【处　　方】生地黄200克，生姜汁100毫升，清酒2500毫升。

【配　　制】先用清酒煮生地黄60分钟，入生姜汁，再煮沸10分钟即成(冷多者，加肉桂末5克，热多者，加生藕汁100毫升和匀)。

【用法用量】口服：每次50毫升，每日3次，温服。

【功效主治】具有滋阴养血的功效。主治产后中风、腰脊反折、筋急口噤。

【药方来源】引自《圣济总录》

生地益母酒

【处　　方】生地黄6克，益母草10克，黄酒200毫升。

【配　　制】将前2味药研碎，置容器中，加入黄酒密封，隔水蒸煮20分钟，去渣留液。

【用法用量】口服：每次50毫升，每日2次。

【功效主治】具有滋阴养血、调经化瘀的功效。主治产后出血(瘀血型)。

【药方来源】引自《太平圣惠方》

地黄延胡酒

【处　　方】生地黄50克，赤芍、延胡索各10克，黄酒300毫升。

【配　　制】将前3味药研碎，用黄酒煎至减半，去渣备用。

【用法用量】口服：每日1剂，分2次服。

【功效主治】具有清热凉血、理气散瘀、止痛的功效。主治产后恶露不绝(血热型)。

【药方来源】引自《药酒汇编》

补肾地黄酒

【处　　方】生地黄1 000克，牛蒡根1 000克，黑大豆1 000克，白酒 10 000 毫升。

【配　　制】将黑大豆蒸熟晒干，与生地黄、牛蒡根共研碎，装入布袋，扎紧袋口，放入瓷坛内，加入白酒，密封浸渍35 日，过滤去渣后即可服用。

【用法用量】口服：每次 10～20 毫升，不拘时，随意空腹温服。

【功效主治】具有补虚损、益气力、润皮毛的功效。用于治疗面部黑斑、老年人风湿痹证、筋挛骨痛。

【药方来源】引自《中国食疗大典》

地黄首乌酒

【处　　方】生地黄 400 克，何首乌 500 克，黄米 2 500 克，酒曲 100 克。

【配　　制】将前 2 味药加水煎煮，取浓汁，与酒曲、黄米如常法酿酒，密封于容器中，12 日后启封，余滤汁收贮备用。

【用法用量】口服：每次 10～20 毫升，每日 3 次。

【功效主治】具有滋阴清热的功效。主治阴虚内热、烦热口渴、须发早白、遗精、带下、腰膝酸痛、手足心热等。

【药方来源】引自《民间百病良方》

地黄驻颜酒

【处　　方】生地黄、白芍、当归各40克，柚子5个，蜂蜜50克，白酒4500毫升。

【配　　制】将前4味药研碎，置容器中，加蜂蜜、白酒，密封浸泡90日，去渣留液。

【用法用量】口服：每次10～15毫升，每日2次。

【功效主治】具有养血驻颜的功效。主治皮肤色素沉着、面部痤疮。

【药方来源】引自《药方杂录》

玄　参

【性味归经】苦、甘、咸，寒。归肺、胃、肾经。

【性能特点】本品味苦甘咸，质润性寒，入肺、胃、肾经，为清凉滋润解散之品。既能清热凉血、养阴护营，又能滋阴降火、润燥滑肠，还善清解火毒、消散肿结。

【功　　效】清热凉血，滋阴降火，解毒散结，润肠。

【使用注意】本品寒滑腻滞，故脾胃虚寒、胸闷食少便溏者忌服。反藜芦。

玄参酒

【处　　方】玄参、磁石各400克，白酒4500毫升。

【配　　制】将玄参去除杂质，用水快速淘洗，沥去水液，晒干细锉，与磁石（烧令赤、醋淬7遍、细研水飞）相混，以白纱布袋盛，扎紧袋口，放入小口酒坛内，注入白酒，密封坛口，浸泡30日，滤取上清液，装瓶备用。

【用法用量】口服：每次20毫升，每日1次，空腹临睡温服。

【功效主治】具有清热解毒的功效。主治急性淋巴结炎。

【药方来源】引自《圣记总录》

（四）清热解毒药

金银花

【性味归经】甘，寒。归肺、胃、大肠经。

【性能特点】本品甘寒质轻，疏透芳香，主入肺、胃经，兼入大肠经，为清解疏散之品。既善消解热毒，又能疏散风热，凡热毒或风热所致病症皆可选用。

【功　　效】清热解毒，疏散风热。

【使用注意】本品性寒，故脾胃虚寒及气虚疮疡脓清者不宜服。

银花酒

【处　　方】金银花100克，白酒500毫升。

【配　　制】将金银花装大口瓶，用白酒浸泡1周后，待酒色呈棕黄色，备用。

【用法用量】外用：先用鲜生姜片擦斑秃处数遍，然后用纱布块蘸药酒擦病灶部位，2～3分钟，待斑秃处皮肤发红为度，每日擦洗2次。

【功效主治】清热解毒。治疗斑秃。

【药方来源】引自《新疆中医药》

金银花酒

【处　　方】金银花50克，甘草10克，黄酒150毫升。

【配　　制】将上述前2味药洗净，加水600毫升，煎成150毫升，加入黄酒略煎后即可使用。

【用法用量】口服：上述所得药酒为1剂，每次服用1/3剂，每日3次。

【功效主治】具有清热解毒的功效。用于治疗疮肿、肺痈、肠痈。

【药方来源】引自《医方集解》

银花薄荷酒

【处　　方】金银花20克，薄荷15克，白酒25毫升。

【配　　制】将前2味药加水，煎取75毫升，去渣留液，再加入白酒混匀。

【用法用量】外用：每次取药酒重点擦洗患儿曲池、大椎、风池、风府穴及腋下等处，每日1～2次。

【功效主治】具有清热解毒的功效。主治小儿感冒发热、惊风。

【药方来源】引自《药酒汇编》

疮疡痛酒

【处　　方】金银花藤及叶60克，黄芪50克，甘草15

克,黄酒 150 毫升。

【配　　制】将上述 3 味药去除杂质,切碎,与黄酒(加等量水)同放入罐内,闭口煮 5 小时,过滤去渣,即可使用。

【用法用量】口服:上述所得药酒 1 次服完。

【功效主治】具有清热解毒、活血止痛的功效。用于治疗疮疡痈甚者。

【药方来源】引自《中草药与单方》

蒲　公　英

【性味归经】苦、甘,寒。归肝、胃经。

【性能特点】本品苦寒清泄,甘寒清解,入胃、肝经。既清解热毒而消痈肿,又利湿与通乳。虽善治各种疮痈,但以治乳痈最佳,并治火毒咽痛、目赤及湿热黄疸、淋痛。

【功　　效】清热解毒,消痈散结,利湿通淋。

【使用注意】本品用量过大,可致缓泻,故脾虚便溏者慎服。

蒲公英酒

【处　　方】蒲公英 40～50 克,50°白酒 500 毫升。

【配　　制】将蒲公英洗净,切碎,置于容器中,加入白酒,密封浸泡 7 日,过滤去渣后即可使用。

【用法用量】口服:每次 20～30 毫升,每日 3 次,可用药渣外敷患处。

【功效主治】具有清热解毒、消痈散结的功效。主治急性乳腺炎、乳房肿痛。

【药方来源】引自《景岳全书》

蒲金酒

【处　　方】蒲公英、金银花各 15 克，黄酒 200 毫升。

【配　　制】将上述 2 味药用黄酒煎至减半，过滤去渣，候温备用。

【用法用量】口服：每日 1 剂，早晚各服 1 次，并以药渣敷患处。如果不愈，再依法配制再服。

【功效主治】具有清热解毒、消肿散结的功效。用于治疗乳吹结痛（乳腺炎）。

【药方来源】引自《验方新编》

蒲藤酒

【处　　方】蒲公英 150 克，金银花藤 150～180 克，白酒 500 毫升。

【配　　制】将上述前 2 味药洗净，切碎，置于容器中，加入白酒和水各 500 毫升，煎至减半，过滤去渣后即可使用。

【用法用量】口服：不受时间限制，随量频频温服。外用：以药渣敷疮上，每日换药 1 次。

【功效主治】具有清热解毒的功效。用于治疗发背疮日久不愈。

【药方来源】引自《奇方类编》。

白 头 翁

【性味归经】苦,寒。归大肠经。

【性能特点】本品苦寒泄降,专入大肠经。善除大肠热毒蕴结而凉血止痢。既为治热毒血痢之良药,又为治阿米巴痢所常用。

【功　　效】清热解毒,凉血止痢。

【使用注意】本品苦寒泄降,故虚寒泻痢者忌服。

白头翁酒

【处　　方】白头翁根 150 克,白酒1 000毫升。

【配　　制】先将白头翁根用水洗去泥土,趁潮润剪成寸段,置于坛内,加入白酒,外用厚布和线绳密封坛口,隔水煮数沸,取出,放地上阴凉处,出火毒 2～3 日,过滤去渣后,贮瓶备用。

【用法用量】口服:每次食后 1 小时服用 10～20 毫升,每日早晚各服 2 次,连续服用至愈。

【功效主治】具有解毒散瘀、排脓敛疮的功效。用于治疗瘰疬日久生疮,溃后脓水清稀,久不收口者。用此药酒,治疗腮腺混合瘤,效果也佳。

【药方来源】引自《江苏中医》

白鲜皮

【性味归经】苦，寒。归脾、胃、膀胱、小肠经。

【性能特点】本品寒清解，苦燥泄，既入脾、胃经，又入膀胱与小肠经。善清解热毒，能燥湿祛风而止痒，可利小肠水气、通利关节而退黄、止痹痛，治湿热疮疹、疥癣、湿热黄疸及风湿热痹常用。

【功　　效】清热解毒，祛风燥温，止痒。

【使用注意】本品苦寒，故脾胃虚寒者忌服。

白鲜皮酒

【处　　方】白鲜皮300克，苦菜500克，露蜂房75克，黍米5 000克，酒曲750克。

【配　　制】将上述前3味药去除杂质，加水煎煮，取药液3 500毫升。将黍米加水做成米饭，与药液混合，待温度降至30℃左右时，拌入酒曲，调和均匀，置于瓷瓶内，密封发酵酿酒，待21日酒熟后压去药渣，滤取药酒即可使用。

【用法用量】口服：饭后服用，每次80～100毫升，每日3次，以愈为度。

【功效主治】具有清热燥湿、解毒止痒的功效。用于治疗全身银屑病，搔之则痛。

【药方来源】引自《中华养生药膳大典》

野菊花

【性味归经】苦、辛，微寒。归肺、肝经。

【性能特点】本品苦泄辛散，微寒清热，入肺、肝经。善清热解毒而消散痈肿，为治热毒疮痈之要药；能疏散风热，治风热感冒、咽喉疼痛及风热上攻之目赤肿痛；兼平肝，治肝阳上亢之头痛眩晕。

【功　　效】清热解毒，疏风平肝。

【使用注意】本品苦辛性寒，故脾胃虚寒者慎服。

野菊花叶酒

【处　　方】野菊花叶1 000克，果酒适量。

【配　　制】将野菊花叶洗净，捣烂绞汁，与果酒混合调匀后，即可使用。

【用法用量】口服：每次 30 毫升，兑入果酒 30 毫升中，搅匀服之，每日 2 次，药渣外敷患处。

【功效主治】具有清火解毒、通经活络的功效。用于治疗疮疖肿毒。

【药方来源】引自《民间百病良方》

(五)清虚热药

青　蒿

【性味归经】苦、辛,寒。归肝、胆、肾经。

【性能特点】本品苦寒辛香,主以清凉,兼以透散,主入肝、胆,兼入肾经。既退虚热、清肝热、凉血热、除疟热、解暑热,又透阴分伏热、透营热、透表热。虚热、实热两清,兼表也可投用。

【功　　效】退虚热,凉血,解暑,截疟。

【使用注意】本品苦辛而寒,故脾虚肠滑者不宜服。

青蒿酒

【处　　方】青蒿 2 500 克,糯米 5 000 克,酒曲 250 克。

【配　　制】将青蒿切碎,加水煎汁;糯米蒸熟,酒曲研细,与煎汁共入缸中,用柳枝搅匀,密封,置保温处 14 日,去渣留液。

【用法用量】口服:不拘时,随量饮用。

【功效主治】具有清热凉血,解暑,退虚热的功效。主治疟疾,寒热往来,寒轻热重,夏日感冒,胸痞呕恶,骨蒸潮热,无汗,夜热早凉,鼻出血,黄疸,小便不利。

【药方来源】引自《本草纲目》

地 骨 皮

【性味归经】甘，寒。归肺、肝、肾经。

【性能特点】本品甘寒，清凉益阴，入肺、肾、肝经。既退虚热、凉血热、泄肺火，又略兼益阴而生津。治有汗骨蒸最宜，治血热出血可选，治肺热咳嗽常用。

【功　　效】退虚热，凉血，清肺降火，生津。

【使用注意】本品甘寒清润，故脾虚便溏及表邪未解者不宜服。

地骨皮萆薢酒

【处　　方】地骨皮 90 克，炙萆薢 50 克，炙杜仲 50 克，米酒1 000毫升。

【配　　制】将上述 3 药捣成粗末，置于净酒坛中，加米酒搅拌均匀，加盖密封，放阴凉处，浸泡 7～10 日，每日需振摇数次，以促进有效成分溶出，启封后过滤，除去药渣，澄清装瓶即可饮用。

【用法用量】口服：不拘时随量饮用，常令有酒气相续，勿醉。

【功效主治】具有利湿祛风、补肝益肾之功效，主治妇女带下、风湿腰痛、小便频数、小便浑浊等。

【药方来源】引自《圣济总录》

地骨酒

【处　　方】地骨皮、生地黄、甘菊花各50克，糯米1 500克，酒曲适量。

【配　　制】将上述3味药加水煎煮，取浓汁与糯米煮成干饭，待冷后，加入酒曲，拌匀，置入容器中密封发酵成酒酿。根据各人的酒量饮用。

【用法用量】口服：每次适量，每日3次。

【功效主治】具有滋阴益血、补身延年的功效。主治中老年人身体虚弱、目暗多泪、视物不明，或有高血压眩晕，或见夏季身热不适、消渴等。

【药方来源】引自《圣济总录》

三、泻 下 药

(一)攻下药

大 黄

【性味归经】苦,寒。归脾、胃、大肠、肝、心经。

【性能特点】本品苦寒泄降,作用强烈,素有将军之称。入脾、胃、大肠,既善通肠泻热、攻积导滞,又能导湿热之邪从大便而出,促进黄疸消退。入心、肝血分,既善泄血中实热火毒而凉血止血解毒,又能通利血脉而活血化瘀。

【功　　效】泻下攻积,清热泻火,解毒止血,活血祛瘀。

【使用注意】本品苦寒,善攻下泻热、活血逐瘀,故妇女妊娠期、月经期、哺乳期应慎服或忌服。又易伤胃气与气血,故脾胃虚寒、气血亏虚、无瘀血、无积滞、阴疽或痈肿溃后脓清者不可妄用。

大黄浸酒

【处　　方】大黄12克,白酒250毫升。

【配　　制】将大黄去杂质,切为粗粒,放入干净的大口玻璃瓶中,倒入白酒,密封浸泡1～2日,过滤去渣备用。

【用法用量】口服：每次 10～20 毫升，每日 2 次，饭前饮用。

【功效主治】具有清热解毒、消食去积、通便的功效。主治消化不良、宿食积滞、大便秘结。

【药方来源】引自《本草纲目》

大黄酊

【处　　方】大黄、血竭各 40 克，地榆、儿茶各 30 克，黄连、冰片各 20 克，95％乙醇1 000毫升。

【配　　制】将上述前 5 味药研碎如黄豆大小的块状，然后同冰片一起浸泡于 95％乙醇溶液中，密封容器口，48 小时后滤出药液，装瓶备用。

【用法用量】外用：使用时将药液倒入小型喷雾器中，均匀喷涂于烧（烫）伤局部，第一天每隔 10～20 分钟喷涂 1 次，第二天每隔 30 分钟喷涂 1 次，以后可根据创面干燥与否每隔 1～2 小时喷涂 1 次。喷涂后用无菌纱布隔离局部，烧伤部位暴露。

【功效主治】具有祛腐生肌、敛疮止痛的功效。用于治疗烧烫伤。

【药方来源】引自《大黄酊治疗烧烫伤 30 例》

大黄冰片酊

【处　　方】生大黄 100 克，黄连 50 克，赤头大蜈蚣 5 条，冰片 15 克，75％乙醇 500 毫升。

【配　　制】先将大黄、黄连切碎，用清水浸透，加入乙醇浸泡 2 周（冬季可延长至 3 周），每日振摇 1 次，到期过滤去渣;将蜈蚣研末投入药液中,浸泡1周后,再加入冰片,溶解后,即可使用。

【用法用量】外用:涂于患处,轻者涂1~2次即可痊愈;重者需1~2日即可痊愈。

【功效主治】具有清热解毒、消肿止痛的功效。用于治疗痈肿疮疖初期,红肿热痛,硬结难消,皮肤红疹,赤痒热痛,搔破流血,虫蚊叮咬,痒痛难忍。也可用于外科手术伤口继发性硬结,红肿赤痒(翻疤疮)等。

【药方来源】引自《大黄冰片酊治疗疮疹疖毒经验介绍》

复方大黄酒

【处　　方】大黄1 000克,防风500克,白酒1 500毫升。

【配　　制】将上述前2味药除去杂质,切碎,放入干净的玻璃瓶中,倒入白酒,密封浸泡14日,过滤去渣后即可使用。

【用法用量】口服:每次15毫升,每日3次。

【功效主治】具有活血散风的功效。用于治疗荨麻疹。

【药方来源】引自《中国食疗大典》

大黄栀子酒

【处　　方】大黄、栀子各30克,红花10克,75%乙醇1 000毫升。

【配　　制】将大黄研碎如豆粒大小,栀子研碎,然后与红花一起放置玻璃瓶中,用乙醇浸泡密封瓶口,每日振摇1次,夏季7日,冬季15日,过滤去渣,装瓶备用。

【用法用量】外用：用棉签蘸药液擦患处，每日 3～5 次。

【功效主治】具有清热解毒、活血通络的功效。主治甲沟炎。

【药方来源】引自《大黄栀子酒治甲沟炎》

芒　硝

【性味归经】咸、苦，寒。归胃、大肠经。

【性能特点】本品苦寒降泄，咸能软坚，入胃与大肠经，药力颇强。内服既泻热通肠，又润软燥坚之大便，为治实热内结、燥屎坚硬难下之要药。外用除能清热外，又能消除坚硬之肿块，为治疮肿、痔肿所常用。

【功　　效】泻下，软坚，清热，回乳(外用)。

【使用注意】本品咸寒攻下，故脾胃虚寒及孕妇忌服。哺乳妇女患乳痈外敷时，见效即停用，以免敷用太过，乳汁减少。

消肥酒

【处　　方】芒硝 30 克，皂荚(去子)1 个，五味子、砂糖各 30 克，生姜汁 100 毫升，酒糟 120 克，白酒适量。

【配　　制】将上述前 3 味药研为细末，与砂糖、生姜汁、酒糟研匀，加白酒适量，即可使用。

【用法用量】外用：取此药酒每日涂之，日涂数次。

【功效主治】具有温经、散结、通络的功效。用于治疗鹤膝风。

【药方来源】引自《本草纲目》

硝矾酒

【处　方】芒硝50克,白矾5克,白酒100毫升。

【配　　制】将上2味药置容器内,先用沸水400毫升冲化,再加白酒和匀,半小时后即可使用。

【用法用量】外用:用干净纱布浸吸药液后,趁热敷阴茎部,凉后再拧干纱布,重新浸吸药液敷之,每次10分钟,每日3～5次。

【功效主治】具有消炎散结,利水消肿的功效。主治阴茎水肿。

【药方来源】引自《单方验方治百病》

(二)润下药

火麻仁

【性味归经】甘,平。归脾、大肠经。

【性能特点】本品甘平油润,入脾与大肠经。既善润燥滑肠通便,又兼补虚,为治肠燥便秘之要药,兼体虚者尤宜。

【功　　效】润肠通便。

【使用注意】本品虽无毒,但超大量食入,也可引起中毒,症状为恶心、呕吐、腹泻、四肢麻木、失去定向力、抽搐、精神错乱、昏迷及瞳孔散大等。

麻子酒

【处　　方】火麻仁 500 克，米酒1 000毫升。

【配　　制】将火麻仁研末，用米酒浸泡 7 日即可。

【用法用量】口服：每次 30 毫升，每日 2 次。

【功效主治】具有润肠通便的功效。主治老年人或产后津伤血虚、大便干结。

【药方来源】引自《备急千金要方》

麻仁酒

【处　　方】火麻仁 100 克，黄酒 1 500 毫升。

【配　　制】火麻仁研碎，装纱布袋内，扎紧袋口，放瓷瓶中，加入黄酒浸泡，密封瓶口；再将酒瓶放锅内隔水煮沸 4～6 小时，使瓶口露出水面；然后取出，继续浸泡 10 日即成。

【用法用量】口服：每次 15 毫克，每日 3 次。

【功效主治】具有润肠、止渴的功效。主治肠燥便秘、产后血虚便秘。

【药方来源】引自《太平圣惠方》

双仁酒

【处　　方】火麻仁、郁李仁各 250 克，米酒1 000毫升。

【配　　制】将前 2 味药研碎，置容器中，加入米酒浸泡，密封 7 日后，过滤去渣即成。

【用法用量】口服：每次温服 30 毫升，每日 2 次。

【功效主治】具有润肠通便的功效。主治产后津伤、血虚大便干结及老年性便秘。

【药方来源】引自《药酒汇编》

郁李仁

【性味归经】辛、苦、甘，平。归脾、大肠、小肠经。

【性能特点】本品辛散苦降，甘平质润，入脾与大、小肠经。既润肠通便，又利水消肿，还行肠中滞气。治肠燥便秘，兼气滞者尤佳；治水肿胀满及脚气水肿，兼二便不利者最宜。

【功　　效】润肠通便，利水消肿。

【使用注意】本品滑肠，故孕妇慎服，大便不实者忌服。

郁李酒

【处　　方】郁李仁、白糖各10克，江米甜酒250毫升，粮食白酒50毫升。

【配　　制】取颗粒饱满、完整、色黄白的郁李仁，碾碎或拍破，加入江米甜酒，用火煮沸，约15分钟后取下，盖闷10分钟，再加粮食白酒、白糖，搅匀即成。

【用法用量】所得药酒趁温1次服下。不愈再制再服。

【功效主治】具有破血润燥、下结气的功效。主治惊悸不眠，体虚便秘等。

【药方来源】引自《本草纲目》

四、祛风湿药

独活

【性味归经】辛、苦，微温。归肾、肝、膀胱经。

【性能特点】本品辛散苦燥，微温能通，主入肾、肝经，兼入膀胱经，药力较羌活为缓。作用偏里偏下，主散在里伏风及寒湿而通利关节止痛，尤善治少阴伏风头痛及下半身风寒湿痹。

【功　　效】祛风湿，止痛，解表。

【使用注意】本品辛温苦燥，易伤气耗血，故素体阴虚血燥或气血亏虚，以及无风寒湿邪者慎服，肝风内动者忌服。

牵正独活酒

【处　　方】独活 50 克，白附子 10 克，大豆(紧小者佳)200 克，白酒1 000毫升。

【配　　制】将前 3 味药研碎，置容器中，加入白酒密封，隔水煮 1 小时，或用酒煮至数沸后过滤去渣，备用。

【用法用量】口服：每次 10～15 毫升，每日 3 次，或早晚随量服之。

【功效主治】祛风通络。主治面瘫。

【药方来源】引自《药酒验方选》

独活参附酒

【处　　方】独活 35 克，党参 20 克，制附子 35 克，白酒 1 000毫升。

【配　　制】将上述 3 味药粉碎成粗末，放入净酒坛内，加白酒1 000毫升，待药末浸透后加盖密封，放阴凉处浸泡 7～10 日，并经常摇动搅拌促进有效成分溶出。启封后过滤，除去药渣，静置澄清 1 次，取清酒装瓶备用。

【用法用量】口服：每次 20～30 毫升，每日 3 次，或不定时随意饮用，勿醉。

【功效主治】具有补心脾、祛风湿、散寒止痛之功效。用于治疗腰腿肿痛、四肢厥冷、小腹冷痛、身体虚弱等。

【药方来源】引自《药酒验方选》

独活肉桂酒

【处　　方】独活 120 克，肉桂 18 克，秦艽 28 克，白酒 800 毫升。

【配　　制】将前 3 味药研碎，入布袋，置容器中，加入白酒，密封浸泡 10 日后，过滤去渣即成。

【用法用量】口服：每次 15～30 毫升，每日 3 次。

【功效主治】具有祛风胜湿、通络止痛的功效。主治产后体虚，复感风湿之邪所致的自汗、关节疼痛、下肢酸重等。

【药方来源】引自《药酒汇编》

独活人参酒

【处　　方】独活 90 克，白鲜皮 30 克，羌活 60 克，人参 40 克，甜酒1 000毫升。

【配　　制】将独活、羌活、白鲜皮、人参研成粗末，放入酒坛内加甜酒搅拌浸湿，加盖浸泡 7～10 日，滤去药渣，澄清装瓶备用。

【用法用量】口服：不拘时，每次温饮 40 毫升，不得过量致醉。

【功效主治】诸药配伍具有祛风解痉、清热补虚之功效。用于产后痛风、体热头痛、困乏多汗。

【药方来源】引自《太平圣惠方》

独活酒(1)

【处　　方】独活 300 克，肉桂 45 克，秦艽 70 克，米酒 2 500毫升。

【配　　制】将前 3 味药研成粗末，装入纱布袋中扎紧口，放入酒坛内，加米酒浸透，加盖放阴凉处浸泡 7～10 日，滤去药渣，澄清装瓶即可服用。

【用法用量】口服：不拘时，每次 20～30 毫升，每日可服数次。

【功效主治】具有祛风胜湿止痛之功效。用于治疗产后外感风湿之邪，症见汗出、关节疼痛、下肢困重，并可治疗风湿性关节炎。

【药方来源】引自《备急千金要方》

独活酒(2)

【处　　方】独活 120 克，附子 50 克，黄酒 2 500 毫升。

【配　　制】将上述前 2 味药去除杂质，附子炮制去皮脐，共研为粗末，装入布袋，放入瓷坛中用黄酒浸泡，密封坛口；再将酒坛放入水中用慢火煮沸 4～6 小时，取出继续浸泡 3～5 日即可使用。

【用法用量】口服：每次 20～30 毫升，每日 3 次。

【功效主治】具有补肝肾、祛风湿的功效。用于治疗脚气久虚、痹证、慢性风湿性关节炎等。

【药方来源】引自《圣济总录》

威灵仙

【性味归经】辛、咸，温。归膀胱经。

【性能特点】本品辛散温通，味咸兼软，走窜力强，入膀胱经。善祛风湿、通经络、止痹痛，为治痹痛拘挛麻木之要药。能软化鲠骨、消痰水，可治诸骨鲠喉及痰饮积聚。

【功　　效】祛风湿，通经络，消痰水，治骨鲠。

【使用注意】本品性走窜，久服易伤正气，故体弱者慎服。

威灵仙酒

【处　　方】威灵仙 200 克，黄酒 600 毫升。

【配　　制】将威灵仙研碎，置于黄酒中浸泡，加盖密封，置阴凉处，经常振摇，25～30日后开封过滤即成。

【用法用量】口服：每次15毫升，每日2次。

【功效主治】具有祛风湿、通经络、止痛消炎的功效。主治慢性风湿性关节炎。

【药方来源】引自《家庭保健膳食精选》

除鲠威灵仙酒

【处　　方】威灵仙15克，陈酒30克，砂糖6克。

【配　　制】先用两大碗水将威灵仙煎煮数沸，去渣，加入陈酒、砂糖，再煎沸，放温即可服用。

【用法用量】口服：将药酒一口漱涤，一口咽下，在30～60分钟内服完。

【功效主治】具有利咽除鲠的功效。主治咽喉及食管异物梗阻。

【药方来源】引自《实用中医外科学》

徐长卿

【性味归经】辛，温。归肝、胃经。

【性能特点】本品辛散温通，芳香走窜，入肝、胃经。既祛风，又活血通络，故止痛力强，善治痹证痛重及内外伤诸痛。还止痒、解蛇毒，治风湿疹痒、毒蛇咬伤。

【功　　效】祛风止痛，活血通络，止痒，解蛇毒。

徐长卿酒

【处　　方】徐长卿、金果榄各30克，杜仲5克，黄酒500毫升。

【配　　制】将上述前3味药切碎，置于容器中，加入黄酒，密封浸泡15日，过滤去渣即可使用。

【用法用量】口服：每次30～50毫升，每日3次。

【功效主治】具有祛风湿、止痹痛的功效。主治风湿腰痛、关节痛。

【药方来源】引自《陕甘宁青中草药选》

木　瓜

【性味归经】酸，温。归肝、脾经。

【性能特点】本品入肝、脾经。味酸，既益筋血而舒筋活络，又开胃生津而消食止渴；性温，能化湿而和中。具有酸不收敛湿邪、温不燥烈伤阴之长。善治痹证酸重拘挛麻木、脚气肿痛、吐泻转筋及消化不良。

【功　　效】舒筋活络，化湿和中，生津开胃。

【使用注意】本品酸温，故阴虚腰膝酸痛及胃酸过多者忌服。

木瓜煎酒

【处　　方】木瓜(干)30克，米酒500毫升。

【配　　制】将木瓜切片，置于砂锅内，加入米酒，慢火煎取至 200 毫升。

【用法用量】以上药酒，1 次口服。不愈再制再服。

【功效主治】具有平肝和胃、去湿舒筋的功效。主治急性肠炎、转筋。

【药方来源】引自《本草纲目》

木瓜牛膝酒

【处　　方】木瓜、牛膝各 25 克，白酒 500 毫升。

【配　　制】将前 2 味研碎，置容器中，加入白酒密封，浸泡 15 日后，过滤去渣即成。

【用法用量】口服：每次 10 毫升，每日 2 次。

【功效主治】具有舒筋活络、祛风除湿的功效。主治关节僵硬、活动不利、筋骨酸痛等。

【药方来源】引自《民间百病良方》

五加皮

【性味归经】辛、苦、微甘，温。归肝、肾经。

【性能特点】本品辛散苦燥，甘温补利，入肝、肾经。善祛风湿而止痹痛，能补肝肾而强筋骨，为治风寒湿痹、筋骨软弱或四肢拘挛之要药。兼利水，治水肿、脚气水肿。

【功　　效】祛风湿，补肝肾，强筋骨，利水。

五加皮酒

【处　　方】五加皮 50 克，当归 45 克，牛膝 75 克，白酒

1 000毫升。

【配　　制】将五加皮、当归、牛膝粉碎，放入酒坛中，加白酒1 000毫升，加盖密封，放在阴凉处浸泡 2～5 周，经常振摇，启封滤去药渣，装瓶备用。

【用法用量】口服：每次 20～30 毫升，每日早晚各 1 次。

【功效主治】具有祛风除湿、补肝肾、强筋骨之功效。治疗风湿痹痛、腰腿软而无寒热者。

【药方来源】引自《本草纲目》

复方五加皮酒

【处　　方】五加皮 160 克，紫草、薄荷脑各 95 克，冰片 30 克，80％乙醇 8 000 毫升。

【配　　制】前 2 味药研碎，置容器中，加乙醇密封，浸泡1～2 日，去渣留液，加入冰片、薄荷脑溶解即可。

【用法用量】外用：日用 4～5 次，每次先清洁创面，取药液喷于创面 1～10 余下。

【功效主治】具有活血祛风的功效。主治Ⅰ、Ⅱ度烫伤或烧伤。

【药方来源】引自《中药制剂汇编》

豨莶草

【性味归经】苦、辛，寒。归肝、肾经。

【性能特点】本品苦燥辛散，寒能清解，入肝、肾经。善祛筋骨间风湿而通经络，能清热解毒而消肿，治痹痛肢麻、中风半身不遂或脚弱无力，无论寒热皆宜。属热者当生用，属寒者宜制用，而治疮疡肿毒及湿疹痛痒，则惟宜生用。兼能降血压，治高血压肢麻者。

【功　　效】祛风湿，通经络，清热解毒，降血压。

【使用注意】生用或大剂量用易致呕吐，故内服不宜过量。

豨莶酒

【处　　方】豨莶草 60 克，黄酒 500 毫升。

【配　　制】将豨莶草洗净，用水、黄酒各半速煎，煮沸 5 分钟左右即可。

【用法用量】口服：每次 20～30 毫升，每日 3 次。

【功效主治】具有通经络、降血压、祛风湿、清热解毒的功效。主治高血压、风湿痹痛。

【药方来源】引自《景岳全书》

络石藤

【性味归经】苦，微寒。归心、肝经。

【性能特点】本品苦泄通散，微寒清热，入心、肝经。功能祛风通络、凉血消肿，善治风湿热痹或痹痛兼热，可治喉痹及痈肿。

【功　　效】祛风通络，凉血消肿。

【使用注意】本品苦而微寒，故阳虚畏寒、脾虚便溏者忌服。

络石藤酒

【处　　方】络石藤(茎叶)90克,黄酒500毫升。

【配　　制】将络石藤茎叶洗净,晒干,研为粗末,放入干净的大口玻璃瓶中,倒入黄酒,密封浸泡5～7日,过滤去渣即成。

【用法用量】口服:每次30毫升,每日2次。

【功效主治】具有祛风通络、凉血消肿的功效。主治类风湿关节炎。

【药方来源】引自《本草纲目》

石藤通络酒

【处　　方】络石藤30克,秦艽、伸筋草、路路通各20克,高粱酒300毫升。

【配　　制】将上述前4味药洗净,切碎,置于容器中,加入高粱酒,密封浸泡3～7日,过滤去渣后即可使用。

【用法用量】口服:每次10～20毫升,每日早晚各服1次。

【功效主治】具有祛风、活血、通络的功效。用于治疗风寒湿痹、关节肿胀疼痛、游走不定、恶风,舌质淡红,苔薄白,脉浮紧。适用于风湿性关节炎早期。

【药方来源】引自《药酒汇编》

海风藤

【性味归经】辛、苦,微温。归肝经。

【性能特点】本品辛散苦燥,微温通行,专入肝经。善祛风湿、通经络,既治风寒湿痹之疼痛拘挛,又治跌打损伤之瘀血肿痛。

【功　　效】祛风湿,通经络。

海风藤酒

【处　　方】海风藤、追地风各 50 克,白酒1 000毫升。

【配　　制】将上 2 味药研碎,装瓶加入白酒浸泡,密封瓶口,置阴凉处,经常摇动数下,14 日后去渣即成。

【用法用量】口服:每次 10 毫升,每日 1 次。

【功效主治】具有祛风利湿、通络止痛的功效。主治风湿性关节炎、重着麻痹、筋骨疼痛,也用于支气管哮喘,支气管炎等。

【药方来源】引自《中药制剂汇编》

千年健

【性味归经】苦、辛,温。归肝、肾经。

【性能特点】本品苦燥辛散,温通兼补,入肝、肾经。能祛风湿、强筋骨、止痹痛,为治风湿痹痛兼肝肾亏虚之要药。

且多入药酒，尤宜于老年人。

【功　　效】祛风湿，强筋骨。

【使用注意】

千年健酒

【处　　方】千年健 100 克，白酒1 000毫升。

【配　　制】将千年健加工成粗末，放入酒坛中，加白酒润湿，搅拌均匀，加盖密封，于阴凉处浸泡 7～10 日，再开盖搅拌数次，滤去药渣，澄清装瓶备用。

【用法用量】口服：每次 15～20 毫升，每日 2 次。

【功效主治】具有祛风除湿、强筋壮骨、止痹痛之功效。主治风湿痹痛、腰膝冷痛、筋骨无力、下肢拘挛麻木等症。适宜老年人饮用。

【药方来源】引自《临床实用中药学》

青风藤

【性味归经】苦、辛，平。归肝、脾经。

【性能特点】本品苦泄辛散，性平不偏，入肝脾经。善祛风除湿、通络止痛，凡痹痛拘挛无论寒热新久皆可酌选。能利小便而消水肿，可治水肿、脚气。

【功　　效】祛风湿，通经络，利小便。

青风藤酒

【处　　方】青风藤 15 克，白酒 500 毫升。

【配　　制】将青风藤加工研碎，装瓶切入白酒浸泡，密封瓶口置阴凉处，每日振摇 1 次，7 日后即可饮用。

【用法用量】口服：每次 15～20 毫升，每日 2 次。

【功效主治】具有祛风湿、通经络的功效。主治风湿痹痛、麻木瘙痒、水肿尿少、脚气湿肿等。

【药方来源】引自《临床实用中药学》

丝瓜络

【性味归经】甘，平。归肺、胃、肝经。

【性能特点】本品甘平通化，入肺、胃、肝经。能祛风通络、化痰解毒，治风痰滞络，痰浊阻肺或热毒壅结所致诸证。惟药力平和，用量宜大。

【功　　效】祛风通络，化痰解毒。

丝瓜络酒

【处　　方】干丝瓜络 20 克，白酒 20 毫升。

【配　　制】将干丝瓜络放在碗中，点火燃烧成炭，研成粉末，加入白酒，混合调匀后，即可使用。

【用法用量】口服：1 次顿服，不愈再服 1 剂。

【功效主治】具有通经活络、清热解毒的功效。主治疗急性乳腺炎。

【药方来源】引自《民间百病良方》

伸筋草

【性味归经】苦、辛，温。归肝、脾、肾经。

【性能特点】本品苦燥辛散温通，专入肝经。功能祛风除湿、舒筋活血，为治痹痛拘挛及伤损瘀肿之要药。

【功　　效】祛风除湿，舒筋活络。

【使用注意】本品能舒筋活血，故孕妇及月经过多者慎服。

伸筋草酒(1)

【处　　方】伸筋草15克，白酒500毫升。

【配　　制】将伸筋草研碎，装瓶加入白酒浸泡，密封瓶口置阴凉处，每日振摇1～2次，7日后过滤即成。

【用法用量】口服：每次15～20毫升，每日2次。

【功效主治】具有散寒除湿、舒筋通络的功效。主治风寒湿痹、关节疼痛、肌肤麻木等。常饮之有舒通经络、健体强身的作用。

【药方来源】引自《临床实用中药学》

伸筋草酒(2)

【处　　方】伸筋草、制川乌、牛膝、鸡血藤各30克，制草乌20克，白酒1 000毫升。

【配　　制】将后4味药粉碎成粗末，同伸筋草一起放入净酒坛中，加白酒1 000毫升，药末浸透后加盖密封，浸泡

7～10 日，经常摇动促进中药有效成分溶出。启封后过滤除去药渣，静置澄清，装瓶备用。

【用法用量】口服：每次 20 毫升，每日 1 次。

【功效主治】具有祛风湿散寒、补血活血、舒筋活络之功效。用于治疗风湿腰腿痛、腰膝酸软、四肢麻木等。

【药方来源】引自《陕甘宁青中草药选》

乌 梢 蛇

【性味归经】甘，平。归肝经。

【性能特点】本品甘平入肝，搜剔走窜，内走脏腑，外达皮肤。善祛风通络、定惊止痉，并兼止痒。凡患风疾，无论内风外风，还是外风诱发内风所致的病症均可选用。

【功　　效】祛风通络，定惊镇痉。

乌蛇附芍酒

【处　　方】乌梢蛇、附子各 40 克，赤芍 30 克，白酒 1 000毫升。

【配　　制】将上述 3 味药与白酒一起置入容器中，密封浸泡 7 日后，过滤去渣即可使用。

【用法用量】口服：每次 10 毫升，每日早晚各服 1 次。孕妇及湿热壅滞、瘀血阻滞型者忌服；服药期间禁食寒凉之品。

【功效主治】具有祛风、助阳、活血通脉的功效。用于治疗脉管炎，表现为发病肢端疼痛，苍白或紫暗，触之发凉，遇寒时症状加剧，屡用有效。

【药方来源】引自《中国动物药》

乌蛇浸酒

【处　　方】乌梢蛇1条，白酒2 500毫升。

【配　　制】将乌梢蛇洗净，放瓷坛内，倒入白酒后封口，浸泡30日，滤出药酒，装瓶备用。

【用法用量】口服：每次10毫升，每日2次，温服。

【功效主治】具有祛风湿、通经络、攻毒的功效。主治皮肤瘙痒症、风湿痹痛、破伤风、产后风等。

【药方来源】引自《普济方》

穿山龙

【性味归经】苦、辛，平。归肝、肺经。

【性能特点】本品苦泄辛散，性平不偏，入肝、肺经。善祛风除湿、活血通络、化痰止咳，治风湿痹痛与咳嗽痰多，无论寒热皆宜。

【功　　效】祛风除湿，活血通络，化痰止咳。

【使用注意】本品活血通经，故妇女月经期及妊娠期慎服。

穿山龙酒

【处　　方】穿山龙500克，60度白酒5 000毫升。

【配　　制】将穿山龙洗净，晾干，切片或研粉，放入陶瓷缸中，倒入白酒，密封浸泡 4 周后，滤去药渣即可使用。

【用法用量】口服：每次 10～20 毫升，每日 3 次。

【功效主治】具有活血通络、祛痰散结的功效。主治疗甲状腺瘤和甲状腺功能亢进。

【药方来源】引自《简易良方》

复方穿山龙酒

【处　　方】穿山龙、豨莶草、老鹳草各 75 克，威灵仙 60 克，苍术 15 克，白酒 1 500 毫升。

【配　　制】将上述 5 味药研成粗末，放入净酒坛内，加白酒 1 500 毫升，搅拌均匀，加盖密封，浸泡 10～15 日，每日摇动 1 次，加快有效成分溶出。启封后过滤，除去药渣，澄清装瓶备用。

【用法用量】口服：每次 20～40 毫升，每日 3 次，空腹温服为宜。

【功效主治】具有舒筋活络、祛风湿、止痹痛之功效。主治风湿痛、关节疼痛。

【药方来源】引自《中药制剂汇编》

五、芳香化湿药

砂仁

【性味归经】辛，温。归脾、胃经。

【性能特点】本品辛能行散，芳香温化，入脾、胃经。善醒脾化湿、行气、温中、止泻，治湿阻中焦、脾胃气滞、寒湿泄泻；能行气和中而安胎，治湿阻寒凝之气滞胎动不安。

【功　　效】化湿行气，温中止泻，安胎。

【使用注意】本品辛香温燥，故阴虚火旺者慎服。

缩砂酒

【处　　方】缩砂仁 60 克，黄酒 500 毫升。

【配　　制】将缩砂仁炒研为粗末，以白夏布袋盛之，浸酒于净器中，经 3～5 日开取。

【用法用量】口服：每次饭后温饮 15～20 毫升，每日 3 次。

【功效主治】具有行气和中、开胃消食的功效。主治胸腹胀满、食欲缺乏、消化不良、疝气、呕恶、胃痛、泄泻、痢疾等。

【药方来源】引自《本草纲目》

草　果

【性味归经】辛，温。归脾、胃经。

【性能特点】本品辛散温燥力强，有特异的香味，入脾、胃经。能燥湿散寒、除痰截疟，凡寒湿阻滞脾胃及湿浊瘴气所致病证，皆可酌选。

【功　　效】燥湿温中，除痰截疟。

【使用注意】本品温燥伤津，故阴虚火旺者忌服。

草果酒

【处　　方】草果10克，山楂5克，白酒250毫升。

【配　　制】将草果、山楂研成粗末，放入酒坛中，加白酒搅拌均匀，加盖密封，于阴凉处浸泡7～10日，经常振摇酒坛，启封后滤取酒液，澄清装瓶备用。

【用法用量】口服：每次10～15毫升，每日2次。

【功效主治】具有温中燥湿、化积消食、通气理中的功效。用于治疗消化不良、脘腹胀痛、反胃食积等。

【药方来源】引自《民间百病良方》

六、利水渗湿药

茯　苓

【性味归经】甘、淡，平。归脾、心、肾经。

【性能特点】本品甘淡渗利，性平不偏，并兼补虚，入脾、肾、心经。既渗湿利水，又健脾宁心，凡水湿、停饮，无论寒热或兼否脾虚皆宜。

【功　　效】利水渗湿，健脾，安神。

【使用注意】本品甘淡渗利，故阴虚而无湿热、虚寒滑精、气虚下陷者慎服。

茯苓酒

【处　　方】茯苓60克，白酒500毫升。

【配　　制】将茯苓切成碎块，装入净瓶中，倒入白酒，封口浸泡至7日后即可饮用。

【用法用量】每日饭前温饮1～2杯。

【功效主治】具有补益脾胃、强壮筋骨、延年益寿的功效。主治虚劳、头风虚眩、心悸失眠等。

【药方来源】引自《本草纲目》

苓术酒

【处　　方】茯苓、白术各25克，黄酒500毫升。

【配　　制】将前2味药去除杂质，用水快速淘洗，沥去水液，晒干研末，装入纱布袋中，扎紧袋口，放入瓶内，注入黄酒，封口浸泡14日，去渣即成。

【用法用量】口服：每次10～15毫升，每日3次，空腹服用。

【功效主治】具有健脾益气、利湿消肿的功效。主治泄泻、食少腹胀、下肢水肿、小便不利、身困乏力等。

【药方来源】引自《药酒验方选》

薏苡仁

【性味归经】甘、淡，微寒。归脾、胃、肺经。

【性能特点】本品甘淡微寒，渗利清补，入脾、胃、肺经。具有利水而不伤正、健脾而不滋腻，主以健脾，兼以渗湿止泻，脾虚湿盛者宜用。

【功　　效】利水渗湿，健脾止泻，除痹，清热排脓。

【使用注意】本品力缓，宜多服久服。脾虚无湿，大便燥结者及孕妇慎服。

薏苡仁酒

【处　　方】薏苡仁2 500克，酒曲、糯米适量。

【配　　制】将薏苡仁磨成粉，同酒曲、糯米按常法酿酒，或袋盛煮酒，去渣备用。

【用法用量】口服：每次2～3杯，每日3次。

【功效主治】具有健脾、利水渗湿、清热的功效。主治腹胀、泄泻、水肿、小便不利、脚气足肿、四肢痹痛拘挛、肌肤麻木不仁、肺痈、咳吐脓痰等。

【药方来源】引自《本草纲目》

薏仁芡实酒

【处　　方】薏苡仁、芡实各25克，白酒500毫升。

【配　　制】将薏苡仁、芡实除去杂质，淘洗干净，放入酒坛中，再将白酒倒入，搅匀加盖密封，经常振摇数下，浸泡15日即成。

【用法用量】口服：每次10～15毫升，每日2次。

【功效主治】具有健脾利湿、除痹缓急的功效。主治脾虚腹泻、肌肉酸重、关节疼痛、水肿、白带、肺痈、肠痈等。

【药方来源】引自《药酒汇编》

巨胜酒

【处　　方】黑芝麻、薏苡仁各300克，生地黄480克，白酒1 500毫升。

【配　　制】将黑芝麻炒香，薏苡仁炒至略黄，并将2味药捣烂，与切碎的生地黄共入布袋，置容器中，加入白酒，密封浸泡10日后，过滤去渣即成。

【用法用量】口服：每次20毫升，每日2次。

【功效主治】具有补肝肾、润五脏、填精髓、祛湿气的功效。主治风虚痹弱、腰膝疼痛、神经衰弱、健忘、须发早白等。

【药方来源】引自《药酒汇编》

金钱草

【性味归经】甘、淡,微寒。归肝、胆、肾、膀胱经。

【性能特点】本品甘淡渗利,微寒清解。入肾与膀胱经,善利水通淋、排除结石,为治砂淋、石淋之要药;入肝、胆经,善除湿退黄,为治湿热黄疸、肝胆结石之佳品。本品还能清热解毒而消肿,为治疮肿、蛇伤所常用。

【功　　效】利水通淋,除湿退黄,解毒消肿。

【使用注意】本品微寒,故脾胃虚寒者慎服。外用鲜品熏洗,有引起接触性皮炎的报道。

金钱草酒

【处　　方】金钱草 100 克,海金沙 30 克,黄酒 500 毫升。

【配　　制】将前 2 味药研碎,加黄酒,文火煎至 400 毫升,去渣留液。

【用法用量】口服:每次 1/3 剂,每日 3 次。

【功效主治】具有清热利湿、排石通淋的功效。主治输尿管、膀胱、尿道结石。

【药方来源】引自《药酒汇编》

通草

【性味归经】甘、淡，微寒。归肺、胃经。

【性能特点】本品甘淡渗利，微寒清热，入肺、胃经。既利水清热，治热淋、湿温及水肿尿少，又通气下乳，治乳汁不下等。

【功　　效】利水清热，通气下乳。

【使用注意】本品甘淡渗利，故气阴两虚、孕妇慎服。

通草酒

【处　　方】通草 30 克，石钟乳 60 克，米酒 400 毫升。

【配　　制】将上述前 2 味药研碎，入布袋，置容器中，加米酒密封，置近火处煨 3 日，去渣留液。

【用法用量】口服：每次 30 毫升，每日 2 次。

【功效主治】具有通乳的功效。主治产后乳汁不下。

【药方来源】引自《药酒汇编》

催乳酒

【处　　方】通草 30 克，猪蹄 2 个，黄酒1 000毫升。

【配　　制】将猪蹄炙熟，切成小块；通草切碎，装入纱布袋，与猪蹄同放砂锅中，用黄酒和水 1 000 毫升于文火上加热，微沸 30～60 分钟，滤出酒液，除去通草袋即成。

【用法用量】口服：每日 1 剂，不拘时，慢慢温饮，勿急致醉，食猪蹄。

【功效主治】具有补气血、通乳之功效。用于治疗产后乳汁不下或乳汁稀少。

【药方来源】引自《备急千金要方》

地肤子

【性味归经】苦，寒。归肾、膀胱经。

【性能特点】本品苦寒清利，入肾与膀胱经。既利尿通淋，又祛风止痒，为治热淋及疮疹湿痒之要药。

【功　　效】利尿通淋，祛风止痒。

【使用注意】本品苦寒清利，故内无湿热，小便过多者忌服。

风疹酒方

【处　　方】地肤子、蛇床子、白芷、百部各 10 克，白酒 300 毫升。

【配　　制】将上述 4 味药淘洗干净，放入瓷瓶内，加入白酒，封闭浸泡 7 日，过滤去渣后即可使用。

【用法用量】外用：取药酒擦患处，每日 3 次。

【功效主治】具有活血祛风、杀虫止痒的功效。用于治疗荨麻疹。

【药方来源】引自《验方集锦》

七、温里药

干 姜

【性味归经】辛，热。归脾、胃、心、肺经。

【性能特点】本品辛热温散。入脾、胃经，既祛脾胃寒邪，又助脾胃阳气，为温中散寒之要药，无论实寒、虚寒证皆宜。入心经，能回阳通脉，常配附子治亡阳欲脱。入肺经，能温肺化饮，为治寒饮咳喘所常用。

【功　　效】温中回阳，温肺化饮。

【使用注意】本品燥热助火，故孕妇慎服。

干姜酒

【处　　方】干姜末10克，黄酒50毫升。

【配　　制】先将黄酒温热，再将姜末入酒中即成。

【用法用量】口服：1次服完。现制现喝，每日2次。

【功效主治】具有温中散寒、平喘的功效。主治老年人胃寒及受寒邪引起的咳嗽、哮喘等。

【药方来源】引自《外台秘要》

姜附酒

【处　　方】干姜 60 克，制附子 40 克，白酒1 000毫升。

【配　　制】将上 2 味药，共研细末，置净器中，倒入白酒密封浸之，经 7 日后启开，去渣备用。

【用法用量】口服：每次饭前温服 30～60 毫升，每日 3 次。

【功效主治】具有温中散寒、回阳通脉、温肺化饮的功效。主治心腹冷痛、呃逆呕吐、泄泻、痢疾、脘谷不化、寒饮喘咳、痰白而清稀、肢冷汗出等。

【药方来源】引自《药酒汇编》

温脾酒

【处　　方】干姜、大黄、甘草各 30 克，人参、制附子各 20 克，黄酒1 000毫升。

【配　　制】将诸药捣成粗末，放入净酒坛中，加黄酒1 000毫升，待药粉浸透加盖密封，浸泡并经常摇动促进有效成分溶出，7～10 日后启封，滤去药渣，澄清后装瓶备用。

【用法用量】口服：每日早晚各 1 次，每次温饮 20～40 毫升。

【功效主治】具有补气健脾、消积通便的功效。主治冷积便秘、脘腹冷痛、手足不温、赤白久痢等症。

【药方来源】引自《备急千金要方》

肉 桂

【性味归经】辛、甘,热。归肾、脾、心、肝经。

【性能特点】本品辛甘性热,纯阳温散。入肾经,善温补命门之火而益阳消阴、引火归元,为治下元虚冷、虚阳上浮之要药。入脾经,善温脾阳、散寒邪,为治阳虚中寒之佳品。入心、肝血分,善散血分阴寒而温经通脉,为治寒凝血瘀所常用。

【功　　效】补火助阳,引火归元,散寒止痛,温通经脉。

【使用注意】本品辛热助火动血,故孕妇及里有实热、血热妄行者忌服,阴虚火旺者不宜单用。畏赤石脂。

肉桂酒

【处　　方】肉桂 10 克,白酒 30～50 毫升。

【配　　制】将肉桂研为细末,用温白酒调服,或将细末投入白酒中浸泡 2 宿后即可饮用。

【用法用量】口服:每日 1 剂,每日 1 次或分 2 次,温服。

【功效主治】具有温中补阳、散寒止痛的功效。主治风寒感冒或阳虚外感。

【药方来源】引自《费氏食养三种》

鸡肝肉桂酒

【处　　方】雄鸡肝 60 克,肉桂 30 克,白酒 750 毫升。

【配　　制】将雄鸡肝、肉桂切碎,置容器中,加入白酒密封,经常振摇,浸泡7日后,过滤去渣即成。药渣暴晒干,研细末,随酒送服。

【用法用量】口服:每次15～25毫升,每晚睡前服1次,并送服药末3～5克。

【功效主治】具有补肝肾、温阳止遗的功效。主治遗尿、遗精。

【药方来源】引自《药酒汇编》

桂樟酒擦剂

【处　　方】肉桂15克,白及、樟脑各10克,50%乙醇150毫升。

【配　　制】将上述药材去除杂质,粉碎,放入干净的玻璃瓶内,加入乙醇,密封浸泡1周后即可使用。

【用法用量】外用:用棉签蘸取药液擦患处,日擦7～10次。

【功效主治】具有温经散寒、活血通络的功效。用于治疗冻疮。

【药方来源】引自《肉桂在临床上外用体会》

桂百擦剂

【处　　方】肉桂20克,百部15克,50%乙醇150毫升。

【配　　制】将上述药材去除杂质,研为粗粒,置入干净的玻璃瓶内,加入乙醇,密闭浸泡1周后即可使用。

【用法用量】外用:用棉签蘸药水擦患处,每日擦6～12次。

【功效主治】具有祛风除湿、杀虫止痒的功效。用于治疗水疥。

【药方来源】引自《肉桂在临床上外用体会》

丁 香

【性味归经】辛,温。归脾、胃、肾经。

【性能特点】本品辛香温降,药力较强。入脾、胃经,善温中降逆,治中寒呃逆。入肾经,能温肾助阳,治肾阳虚诸证。

【功　　效】温中降逆,温肾助阳。

【使用注意】本品辛温香燥,易伤阴助火,故热证及阴虚火旺者慎服。畏郁金。

丁香煮酒

【处　　方】丁香3粒,黄酒50毫升。

【配　　制】将丁香洗净,倒入瓷杯中,加入黄酒,再把瓷杯放在有水的蒸锅中,加热蒸10分钟即成。

【用法用量】口服:趁热1次服下。

【功效主治】具有温中、暖肾、降逆的功效。主治外感寒性腹痛、腹胀、吐泻、反胃、疝气、痃癖、癖症等。

【药方来源】引自《大众四季饮膳》

丁薄酊

【处　　方】公丁香30克,薄荷脑5克,75%乙醇500

毫升。

【配　　制】将公丁香研碎，加入放乙醇的瓶中，密封浸泡 3 日，时常振摇，去渣留液，加入薄荷脑溶解后即可使用。

【用法用量】外用：每次用胶布粘去患处刺入皮肤的毒毛，再擦药液，每日 1～2 次。

【功效主治】具有清热解毒、消炎止痛的功效。用于治疗毛虫皮炎，局部皮肤红肿，边界清楚，灼热刺痛；灰指甲，皮肤真菌感染。

【药方来源】引自《酒验方》

丁桂毛姜酊

【处　　方】公丁香 10 克，苦参 50 克，骨碎补 50 克，肉桂 10 克，75％酒精 500 毫升。

【配　　制】将 4 味药捣成粗末，放入酒坛内，加 75％酒精，加盖密封浸泡 7～10 日，启封过滤去渣，澄清装瓶即可使用。

【用法用量】外用：用棉球蘸取药酊，涂于患处，每日数次。

【功效主治】具有温肾助阳、杀虫止痒、生发固齿的功效。主治脂溢性皮炎及斑秃等。

【药方来源】引自《大众中医药》

小 茴 香

【性味归经】辛，温。归肝、肾、脾、胃经。

【性能特点】本品辛香温散,药力稍缓。入肝、肾经,能散寒温肾暖肝而止痛,治寒疝、睾丸偏坠及经寒诸痛;入脾、胃经,能温中理气而开胃止痛,治胃寒呕吐及寒凝气滞之脘腹胀痛。

【功　　效】散寒止痛,理气和胃。

【使用注意】本品辛香温散,故热证及阴虚火旺者忌服。

小茴香酒

【处　　方】小茴香(炒黄)30 克,黄酒 250 毫升。

【配　　制】将上药研粗末,用黄酒煎沸冲泡,停一刻,去渣即可服用。

【用法用量】口服:每次 30～50 毫升,每日 2～3 次。

【功效主治】具有温中、理气、逐寒的功效。主治白浊(俗名偏白),精道受风寒者。

【药方来源】引自《医林改错》

茴香酒

【处　　方】小茴香、桑螵硝各 30 克,菟丝子 20 克,白酒 500 毫升。

【配　　制】将前 3 味药研碎,装入布袋,置容器中,加白酒密封浸泡,每日振摇数下,7 日后去渣留液。

【用法用量】口服:每次 10～20 毫升,每日 2 次。

【功效主治】具有补肾、温阳、止遗的功效。主治遗尿、小腹不温、腰膝酸困。

【药方来源】引自《药酒汇编》

茴香青皮酒

【处　　方】小茴香、青皮各 15 克，黄酒 250 毫升。

【配　　制】将前 2 味药洗净，置容器中，加黄酒密封，浸泡 3 日，去渣留液。

【用法用量】口服：每次 15～30 毫升，每日 2 次。

【功效主治】具有疏肝理气的功效。主治经期延长，经色深红，质稠有块，腰腹胀痛，心烦口渴。

【药方来源】引自《药酒》

茴桂酒

【处　　方】小茴香 30 克，桂枝 15 克，白酒 250 毫升。

【配　　制】将上药用白酒浸泡 3～6 日，即可饮用。

【用法用量】口服：每次 15～20 毫升，每日 2 次。

【功效主治】具有温经散寒的功效。主治经期延后，色暗红，量少，小腹冷痛，得热稍减，严寒面色青白，苔薄白，脉沉迟而紧。

【药方来源】引自《百病饮食自疗》

高良姜

【性味归经】辛，热。归脾、胃经。

【性能特点】本品辛热温散，入脾、胃经。功似干姜，善温中散寒而止痛、止呕、止泻，为治中寒腹痛吐泻之要药。

【功　　效】散寒止痛，温中止呕。

【使用注意】本品辛热助火伤阴，故热证及阴虚火旺者忌服。

良姜酒

【处　　方】高良姜70克，黄酒500毫升。

【配　　制】将高良姜火炙，出焦香，打碎，入黄酒煮沸即成。

【用法用量】口服：每次15～20毫升，每日2次热服。

【功效主治】具有暖胃行气、止痛祛风的功效。主治胃寒呕吐、脘腹冷痛、霍乱吐痢腹痛等。

【药方来源】引自《外台秘要》、《普济方》

良姜酊

【处　　方】高良姜50克，75%乙醇250毫升。

【配　　制】将高良姜放入乙醇中，在密封的玻璃瓶中浸泡7日，过滤去渣即可使用。

【用法用量】处用：用棉签蘸药液擦患处，每日擦2次

【功效主治】具有活血祛风、杀虫止痒的功效。用于治疗花斑癣、皮肤瘙痒等。

【药方来源】引自《高良姜酒治花斑癣》

八、理气药

陈　皮

【性味归经】辛、苦,温。归脾、肺经。

【性能特点】本品辛散苦降,温和不峻,芳香醒脾,入脾、肺经。既理气运脾而调中快膈,又燥湿理气而化痰浊,凡气滞、湿阻、痰壅之证即可投用,兼寒者最宜。

【功　　效】理气调中,燥湿化痰。

【使用注意】本品辛散苦燥而温,能助热伤津,故舌红少津,内有实热者慎服。

陈皮山楂酒

【处　　方】陈皮 50 克,山楂酒 1 000 毫升,白酒 500 毫升。

【配　　制】将陈皮撕碎,浸入白酒,7 日后滤去药渣,与山楂酒混合即成。

【用法用量】口服:每日 2～3 次,每次 30～50 毫升。

【功效主治】具有行气健脾、燥湿降逆、止呕开胃的功效。主治消化不良、食少胃满、脘腹胀痛等。

【药方来源】引自《药酒汇编》

枳 实

【性味归经】苦、辛，微寒。归脾、胃、大肠经。

【性能特点】本品苦泄降，辛行散，微寒而不温燥，入脾、胃、大肠经，药力较猛。既善于破气消积以除胀满，又长于行气消痰以通痞塞，故为治胃肠积滞及痰滞胸痹之要药。此外，还可治脏器脱垂。

【功　　效】破气消积，化痰除痞。

【使用注意】本品破气，故脾胃虚弱者及孕妇慎服。

枳实酒

【处　　方】枳实(拌面炒黄)适量，白酒适量。

【配　　制】将上述药材研成细末，备用。

【用法用量】口服：每次取药末6～10克，用白酒15～20毫升浸泡，过滤去渣后，服酒，或连渣服之。同时，用枳实15克，煎水洗患处，每日2次。

【功效主治】具有理气、散寒、止痒的功效。用于治疗遍身白疹、瘙痒不止。

【药方来源】引自《世医得效方》

枳术健脾酒

【处　　方】枳实(炒)20克，白术30克，麦芽(炒)、谷芽(炒)各15克，白酒500毫升。

【配　　制】将上药共研为粗末，用纱布袋装，扎口，置容器中，加入白酒浸泡7日，取出药袋压榨取液，将2液混合，静置过滤，即可服用。

【用法用量】口服：每次10～15毫升，每日2～3次，饭前空腹服。

【功效主治】具有健脾、消痞、化滞的功效。主治脾虚气滞、饮食停聚、心下痞闷、脘腹胀满、不思饮食等。

【药方来源】引自《临床验方集》

香附

【性味归经】辛、微苦、微甘，平。归肝、三焦经。

【性能特点】本品辛散苦降，微甘能和，性平不偏。入肝经而善疏肝，入三焦经而善理气，故为疏肝理气之佳品，被李时珍誉为“气病之总司，女科之主帅”。肝气舒畅，气血和顺，则月经自调，疼痛可除，故又为调经止痛之要药。

【功　　效】疏肝理气，调经止痛。

【使用注意】本品虽平和，但终属辛香之品，故气虚无滞及阴虚血热者慎服。

香附酒

【处　　方】香附60克，白酒500毫升。

【配　　制】将香附洗净，研碎，放入干净瓷器中，用白酒浸泡30日，去渣即成。

【用法用量】口服：每次10～20毫升，每日3次。

【功效主治】具有理气解郁、调经止痛的功效。主治胸胁胀痛，脘腹疼痛，食欲缺乏，月经不调，乳房胀痛，心中郁闷等。

【药方来源】引自《药酒善助妇人康》

佛 手

【性味归经】辛、苦，温。归肝、脾、胃、肺经。

【性能特点】本品辛散苦泄，清香不烈，温而平和。入肝经，能疏肝解郁，治肝郁气滞诸证。入脾、胃经，能理气和中，治脾胃气滞诸证。入肺经，能理气燥湿而化痰止咳，治咳嗽痰多，尤宜于肝胃不和或肝脾不调。

【功　　效】疏肝理气，和中，化痰。

【使用注意】本品辛温苦燥，能耗气伤阴，故气虚阴亏、阴虚火旺而无气滞者慎服。

佛手酒(1)

【处　　方】佛手 30 克，白酒1 000毫升。

【配　　制】将佛手洗净，用清水泡软后切成 1 厘米正方形小方块，晾干，置容器中，加入白酒密封，隔 5 日振摇 1 次，10 日后过滤去渣即成。

【用法用量】口服：每次 15～20 毫升，每日 2 次。不善饮酒的人可酌情服 3～5 毫升。

【功效主治】具有疏肝理气、消食化痰的功效。主治肝气郁结、脾胃气滞所致之胃脘胀痛、痛如攻撑、连及两胁、嗳气、恶心呕吐、咳嗽痰多、食欲缺乏，常因情志不舒而作痛，吸气或矢气后疼痛稍减，苔多薄白，脉弦。

【药方来源】引自《大众药膳》

佛手酒(2)

【处　　方】佛手、干荸荠、莲子肉、柿饼、橄榄、龙眼肉、薏苡仁各 40 克，米酒 2 500 毫升。

【配　　制】将上述诸药加工成粗末，置于酒坛中，加米酒搅拌均匀，密封浸泡 7～10 日，经常振摇，促进药中有效成分溶出。启封后用细纱布过滤除渣，澄清装瓶即可服用。

【用法用量】口服：每次饭前空腹温饮 20～30 毫升，每日 3 次。

【功效主治】具有健脾和中、通膈开胃之功效。用于治疗反胃、噎膈之。

【药方来源】引自《验方新编》

大佛酒

【处　　方】佛手、大砂仁、山楂各 70 克，黄酒或米酒 1 000毫升。

【配　　制】将上述 3 味药切碎，干的研成粗末，放入酒坛中，加黄酒（或米酒）搅拌均匀，加盖浸泡 7～10 日，滤去药渣，澄清装瓶即可。

【用法用量】口服：每次 20～30 毫升，每日 2 次，服用时可加冰糖适量。

【功效主治】具有理气解郁、活血散瘀、消食化积之功效。用于治疗经期延后、量少色暗有块、小腹胸胁乳房胀闷不舒、忧虑叹息等。

【药方来源】引自《百病饮食自疗》

橘　红

【性味归经】辛、苦，温。归肺、脾经。

【性能特点】本品辛散苦燥，温而升浮，入脾、肺经，温燥之性较陈皮为胜。既行气宽中、燥湿化痰，又发表散寒，主治痰湿或风寒咳嗽、湿阻中焦等。

【功　　效】行气宽中，燥湿化痰，发表散寒。

【使用注意】本品温燥，能耗气伤阴，故阴虚燥咳及久咳气虚者忌服。

橘红酒

【处　　方】橘红 30 克，白酒 500 毫升。

【配　　制】将橘红加工粗碎，浸入白酒中，封固 7 日即可饮用。

【用法用量】每晚睡前服 10～15 毫升。

【功效主治】具有理气散寒、化痰止嗽的功效。主治肺脾不和、湿痰久蕴而引起的喘嗽久痰，每逢感寒即复发不愈者，如长年慢性气管炎，哮喘病之寒湿偏盛者，即可辅饮此酒。

【药方来源】引自《饮食辨录》

枳壳

【性味归经】苦、辛，微寒。归脾、胃、大肠经。

【性能特点】本品苦泄辛散，微寒而不燥烈，入脾、胃与大肠经，善理气宽中而行滞除胀。

【功　　效】理气宽中，行滞消胀。

【使用注意】本品辛散，大量、久服有耗气之虑。

枳壳酒

【处　　方】枳壳（炒）、黄柏各250克，五叶草500克，白酒1 500毫升。

【配　　制】将上述前3味药切碎，装入布袋，置于容器中，加入白酒，密封浸泡7日，过滤去渣后即可使用。

【用法用量】每次温服，日服数次，常令有酒气相续为佳。

【功效主治】具有清热燥湿、祛风理气、活血通络的功效。用于治疗刺赤游风。

【药方来源】引自《圣济总录》

柿蒂

【性味归经】苦，平。归胃经。

【性能特点】本品苦降而平，不寒不热，专入胃经，善降上逆之胃气而止呃。

【功　　效】降气止呃。

【使用注意】本品苦降，故气虚下陷者慎服。

柿蒂酒

【处　　方】柿蒂5个，黄酒50毫升。

【配　　制】用柿蒂烧炭存性，研成细末，用黄酒调和即成。

【用法用量】以上药酒，1次顿服。

【功效主治】具有降逆气、止呃逆的功效。主治呃逆。

【药方来源】引自《村居救急方》

玫瑰花

【性味归经】甘、微苦，温。归肝、胃经。

【性能特点】本品苦泄温通，芳香疏理，入肝、胃经。既行气解郁，治肝胃不和之胀痛，又活血调经，治肝郁血瘀之痛经。

【功　　效】行气解郁，活血止痛。

【使用注意】本品性温，故阴虚火旺或内有实热者忌服。

玫瑰露酒

【处　　方】鲜玫瑰花350克，冰糖200克，米酒1 500毫升。

【配　　制】将鲜玫瑰花洗净，置于酒坛中，加冰糖和米酒，搅拌溶解后密封，放阴凉处浸泡 5～7 日。启封后滤去玫瑰花，澄清，取清液装瓶即可。

【用法用量】口服：每日 3 次，每次 10～20 毫升，三餐前温饮为佳。

【功效主治】玫瑰花与冰糖配伍具有疏肝理气、醒脾和胃之功效。用于治疗肝胃不和所致的胃脘胀痛或刺痛、连及两胁及嗳气频繁、食欲缺乏等。

【药方来源】引自《全国中药成药处方集》

九、消食药

山 楂

【性味归经】酸、甘，微温。归脾、胃、肝经。

【性能特点】本品酸、甘，微温不热，药力颇强。入脾、胃经，善消食化积，治油腻肉积。入肝经，善活血散瘀，治血瘀痛经、经闭等。

【功　　效】消食化积，活血散瘀。

【使用注意】本品味酸，故胃酸过多者忌服，脾胃虚弱者慎服。

山楂酒

【处　　方】山楂、龙眼肉各 250 克，大枣、红糖各 30 克，米酒1 000毫升。

【配　　制】先将山楂、龙眼肉、大枣洗净，去核，沥干，然后加工成粗碎状，倒入净瓷坛中，加米酒和红糖搅匀，加盖密封，浸泡 10 日后开封，过滤澄清即可。

【用法用量】口服：每次 15～20 毫升，每日早晚各 1 次。

【功效主治】具有补助脾胃、促进消化的功效。主治肉食积滞、脾胃不和、脘腹胀满、消化呆滞、面色萎黄等。

【药方来源】引自《药用果品》

楂糖酒

【处　　方】山楂、红糖各60克，白酒30毫升。

【配　　制】将山楂研碎，用文火炒至略焦，离火加入白酒搅拌，再加水200毫升，煎15分钟，过滤去渣，加红糖拌和即可。

【用法用量】口服：每日1剂，分2次温服。

【功效主治】具有消滞，散寒，止痢的功效。主治急性细菌性痢疾。

【药方来源】引自《民间百病良方》

莱菔子

【性味归经】辛、甘，平。归脾、胃、肺经。

【性能特点】本品辛甘消散，质重而降，性平不偏，药力较强。入脾、胃经，善消食除胀，治食积胀满；入肺经，善降气消痰，治痰壅咳喘。

【功　　效】消食除胀，降气化痰。

【使用注意】本品辛散耗气，故气虚及无食积、痰滞者慎服。

莱菔子酒

【处　　方】莱菔子100克，白酒150毫升。

【配　　制】莱菔子研末，置容器中，加白酒煎沸，去渣留液。

【用法用量】口服：每次 10～20 毫升，每日 1 次。

【功效主治】具有止血的功效。主治口、鼻、耳部出血，或单纯鼻出血。

【药方来源】引自《民间百病良方》

神　曲

【性味归经】甘、辛，温。归脾、胃经。

【性能特点】本品甘温理中，辛香行散，入脾、胃经。主消食积，兼行滞气，故能消食和胃；或治外感表证兼食积者尤宜。

【功　　效】消食和胃。

【使用注意】本品性温，故胃阴虚、胃火盛者不宜用。

扶老强中酒

【处　　方】神曲 100 克，炒麦芽 50 克，吴茱萸、干姜各 25 克，白酒 1 500 毫升。

【配　　制】将 4 味共研成粗末，用纱布袋装，扎口，置容器中，加入白酒浸泡，7 日后取出药袋，压榨取汁，将榨取液与药酒混合，静置过滤后即可服用。

【用法用量】口服：每次 10～20 毫升，每日 2 次，饭前空腹服用。

【功效主治】具有温中消食的功效。主治脾胃虚寒、消化不良、食少腹胀。

【药方来源】引自《传信适用方》

十、驱虫药

槟榔

【性味归经】苦、辛，温。归胃、大肠经。

【性能特点】本品质重苦降，辛温行散，入胃、大肠经。善杀虫而力强，兼缓泻而促排虫体，治多种寄生虫病，最适宜绦虫、姜片虫病者。能消积、行气、利水、截疟，治腹胀便秘、泻痢后重、水肿、脚气及疟疾。

【功　　效】杀虫，消积，行气，利水、截疟。

【使用注意】本品行气、缓通大便，故脾虚便溏及气虚下陷者不宜服。

槟榔露酒(1)

【处　　方】槟榔、肉桂皮各 20 克，青皮、玫瑰花各 10 克，砂仁 5 克，黄酒 1 500 毫升，冰糖适量。

【配　　制】将前 5 味药共制为粗末，装入布袋，置容器中，加入黄酒，密封，再隔水煮 30 分钟，待冷，埋入土中 3 日以去火毒，取出过滤去渣，加入冰糖即可饮用。

【用法用量】口服：每次 20 毫升，每日 2 次。

【功效主治】具有疏肝解郁的功效。主治气郁型黄褐斑，症见平素胸闷胁痛，情志抑郁，食欲缺乏，月经不调等。

【药方来源】引自《药酒汇编》

槟榔露酒(2)

【处　　方】槟榔 30 克，桃花 250 克，白酒 500 毫升。

【配　　制】将前 2 味药研碎，置容器中，加白酒，密封浸泡 30 日，去渣留液。

【用法用量】口服：每次 20 毫升，每日早晚各 1 次。

【功效主治】具有活血通络，润肤祛斑的功效。主治面色晦暗、黄褐斑。

【药方来源】引自《经典药酒保健方选粹》

十一、止血药

地榆

【性味归经】苦、酸，微寒。归肝、胃、大肠经。

【性能特点】本品苦寒泄降，味酸收敛，入肝、胃、大肠经，作用偏于下焦。善泄热凉血、收敛止血，治血热妄行，尤宜于下焦出血；泻火解毒、敛疮，治烫伤及疮疡。

【功　　效】凉血止血，解毒敛疮。

【使用注意】本品性凉味涩，故虚寒及出血有瘀者慎服。对于大面积烧伤，不宜使用地榆制剂外涂，以防其所含水解型鞣质被机体大量吸收而引起中毒性肝炎。

止痢酒

【处　　方】干地榆 50 克，附子(炮)3 克，白酒 500 毫升。

【配　　制】上药放入酒瓶内，封口浸泡 7 日即成。

【用法用量】口服：每次 10～20 毫升，每日 3 次。

【功效主治】具有散寒除湿、温中止痛的功效。主治休息痢，痢疾反复发作，病程较长，粪有脓血，里急后重等。

【药方来源】引自《外台秘要》

胃痛药酒

【处　　方】地榆、青木香各 64 克，白酒1 000毫升。

【配　　制】将前 2 味药切薄片，置容器中，加入白酒密封，浸泡 30 日后，过滤去渣，备用。

【用法用量】口服：每次 10 毫升，每日 2 次。

【功效主治】具有行气消胀缓痛的功效。主治慢性胃炎（胃脘痛）。

【药方来源】引自《药酒汇编》

地榆黄酒

【处　　方】地榆 60 克，黄酒 700 毫升。

【制备方法】将地榆研成细末，用黄酒煎煮 10 分钟，取药液即可。

【用法用量】口服：每次 20 毫升，每日 2 次。

【功效主治】具有清热凉血的功效。主治月经过多或过期不止。

【药方来源】引自《太平圣惠方》

地榆菖蒲酒

【处　　方】地榆 50 克，石菖蒲 20 克，当归 40 克，黄酒 500 毫升。

【配　　制】将前 3 味药切碎，置容器中，加入黄酒同煎数百沸，去渣备用。

【用法用量】口服：每次饭前温服 50 毫升，每日 3 次。

【功效主治】具有凉血、活血、止血的功效。主治产后血崩。

【药方来源】引自《百病中医药酒疗法》

三 七

【性味归经】甘、微苦，温。归肝、胃经。

【性能特点】本品苦泄温通，甘能补虚，行止兼备，主泄兼补。入肝、胃经，既化瘀而止血，又活血而止痛，还兼补虚而强体，具有止血而不留瘀、化瘀而不伤正之长，为治出血、瘀血诸证之良药，兼体虚者更宜。

【功　　效】化瘀止血，活血定痛。

【使用注意】本品性温活血，故孕妇慎服，血热及阴虚有火者不宜单用。

白背三七酒

【处　　方】白背三七 30 克，白酒 500 毫升。

【配　　制】将白背三七洗净，切碎，经九蒸十晒后，置于容器中，加入白酒，密封浸泡 15～20 日，过滤去渣后，即可使用。

【用法用量】口服：每次温服 10 毫升，每日 2 次。

【功效主治】具有补血止血的功效。用于治疗外伤出血、骨折、肺结核、崩漏等。

【药方来源】引自《民间百病良方》

艾 叶

【性味归经】辛、苦，温。归肝、脾、肾经。

【性能特点】本品辛香行散，苦燥温通，炒炭兼涩敛，入肝、脾、肾经。善温经脉、理气血而止血，为治虚寒性出血之要药，尤宜于崩漏与胎漏；善散寒湿、暖子宫而止痛，为治经寒痛经、寒湿带下、宫冷不孕及脘腹冷痛所常用。用治湿疹瘙痒，可收燥湿止痒之功；用于温灸，可收温经止痛之效。

【功　　效】温经止血，散寒止痛。

【使用注意】本品辛香温燥，故不可过量或持续服用，阴虚血热者忌服。

艾韭酒

【处　　方】艾叶、韭菜各 30 克，白酒 30 毫升。

【配　　制】将前 2 味药捣烂，入白酒调匀成糊状，备用。

【用法用量】外用：先用艾条温灸患部，然后取此药酒糊搽患部，每日灸搽 2～3 次。

【功效主治】具有温经散寒、活血消肿的功效。主治新生儿硬皮症。

【药方来源】引自《民间百病良方》

艾叶二黄酒

【处　　方】生艾叶 20 克，麻黄 6 克，大黄（炒）4 克，大豆 50 克，米酒1 000毫升。

【配　　制】以上前 3 味中药取净品，锉如麻豆大，放入干净的大口玻璃瓶中，倒入米酒。将大豆微火炒焦，趁热倒入米酒中，加盖密封。然后，将酒瓶放入锅内隔水煮 6 小时，取下存放 7 日，过滤去渣，装瓶备用。

【用法用量】口服：每次 50 毫升，每日 2 次，空腹饮用。

【功效主治】具有理气血、退黄疸的功效。主治黄疸、身目俱黄、心中烦乱。

【药方来源】引自《圣济总录》

槐　花

【性味归经】苦，微寒。归肝、大肠经。

【性能特点】本品苦而微寒，质轻清泄，入肝与大肠经。凉血止血，为治血热出血之要药，尤宜于便血与痔疮出血；又清肝明目，为治肝热目赤头痛之良药。

【功　　效】凉血止血，清肝泻火。

【使用注意】本品味苦，性微寒，有伤阳生寒之弊，故脾胃虚寒者慎服。

槐花酒(1)

【处　　方】槐花 15 克，白酒 40 毫升。

【配　　制】将槐花炒焦，研为细末，备用。

【用法用量】口服：每日1剂，分2次服完，白酒送服。

【功效主治】具有清热凉血、止血调经的功效。主治月经过多。

【药方来源】引自《冯氏锦囊秘录》

槐花酒(2)

【处　　方】鲜槐花120克，生甘草30克，米酒500毫升。

【配　　制】将鲜槐花去除杂质，放锅内炒至微黄，取出，趁热与生甘草一起放入装米酒的砂锅内，用文火煎煮约30分钟，过滤去渣后即可使用。

【用法用量】口服：将上述药酒分成3份，饭前空腹温服，1日内服完。

【功效主治】具有清热解毒、消肿止痛的功效。用于治疗发背疮、疔疮肿毒。

【药方来源】引自《万氏家抄方》

槐米酒

【处　　方】槐米(槐花)100克，清酒200毫升。

【配　　制】将槐米拣净杂质，不必炒，研末，用清酒调和即成。

【用法用量】口服：每次10克，每日2次，用清酒20毫升送服。

【功效主治】具有清热解毒、活血化瘀的功效。主治杨梅疮、棉花疮及下疳初感或毒盛经久难愈、乳腺癌硬如石。

【药方来源】引自《景岳全书》

鸡冠花

【性味归经】甘、涩，凉。归肝、大肠经。

【性能特点】本品甘涩性凉，收敛与清凉并俱，入肝与大肠经。收敛凉血而止血，凡出血皆宜，尤以下焦出血多用；收涩止泻止带，于治泻痢、带下。

【功　　效】收敛止血，凉血，止带，止痢。

【使用注意】本品收涩力强，故出血兼瘀者慎服。

鸡冠花酒(1)

【处　　方】白鸡冠花 180 克，米酒1 000毫升。

【配　　制】将白鸡冠花晒干，研粗末，入米酒中浸泡，经 5～7 日，去渣即成。

【用法用量】每日早晨空腹饮服 30～50 毫升。

【功效主治】具有止泻止带的功效。主治妇女白带。

【药方来源】引自《中药大辞典》

鸡冠花酒(2)

【处　　方】鸡冠花 50 克，黄酒 300 毫升。

【配　　制】将鸡冠花用黄酒煎煮。赤痢加红糖适量，白痢加白糖适量。

【用法用量】口服：每日 1 剂，每日 2 次。

【功效主治】具有清热、利湿、止痢的功效。主治赤白痢，久痢。

【药方来源】引自《民间百病良方》

十二、活血祛瘀药

川　芎

【性味归经】辛，温。归肝、胆、心包经。

【性能特点】本品辛温行散，入血走气，上行头颠，下走血海。善活血行气，祛风止痛。治血瘀气滞诸痛，兼寒者最宜，被前人誉为“血中之气药”。治头痛，属风寒、血瘀者最佳，属风热、风湿、血虚者，也可随证酌选，故前人有“头痛不离川芎”之言。

【功　　效】活血行气，祛风止痛。

【使用注意】本品辛温升散，故阴虚火旺、气虚多汗、气逆呕吐、月经过多及出血性疾病，均不宜服。

川芎浸酒

【处　　方】川芎30克，冰糖适量，白酒1 000毫升。

【配　　制】将川芎洗净，研为粗末，入布袋，与冰糖同置干净容器中，加白酒密封，浸泡5日，去渣留液。

【用法用量】口服：每次10～20毫升，每日2次。

【功效主治】具有活血行气，祛风止痛的功效。主治偏头痛，神经性头痛，慢性鼻炎，鼻窦炎，外感头痛。对急、慢性缺血性脑血管病有一定疗效，对脑动脉硬化性头痛有明显疗效。

【药方来源】引自《本草纲目》

川芎红花酒

【处　　方】川芎 24 克，红花 6 克，白酒 150 毫升。

【配　　制】将前 2 味药切碎，置容器中，加白酒密封，浸泡 7 日或煎至 100 毫升，去渣留液。

【用法用量】口服：每次 30～50 毫升，每日 3 次。

【功效主治】具有活血、化瘀、止崩的功效。用于治疗崩漏（血瘀型）。

【药方来源】引自《民间百病良方》

延胡索

【性味归经】辛、苦，温。归心、肝、脾经。

【性能特点】本品辛散苦泄温通，入心、肝、脾经。活血行气，止痛力强。疼痛属血瘀气滞者皆可投用，以兼寒者为佳。

【功　　效】活血，行气，止痛。

【使用注意】本品活血行气，故孕妇慎服。

延胡索酒

【处　　方】延胡索、黄酒各适量。

【配　　制】延胡索研碎，研末备用。

【用法用量】口服:温饮,每次随量取黄酒若干烫热,冲服药末 5 克,每日 2 次。

【功效主治】具有活血、散瘀、理气、止痛的功效。用于治疗产后恶露不净、腹内疼痛。

【药方来源】引自《药酒汇编》

复方延胡酒

【处　　方】延胡索(延胡)200 克,制川乌 20 克,洋金花 10 克,防己 200 克,白酒 2 500 毫升。

【配　　制】将洋金花与其余 3 味药研成粗末,一起置于酒坛中,加白酒搅拌浸透,加盖密封,放阴凉处浸泡 7～10 日,经常摇动,启封后滤去药渣,澄清装瓶即可饮用。

【用法用量】口服:每次 5～10 毫升,每日 3 次。孕妇忌服。

【功效主治】具有镇静止痛之功效。用于治疗胃脘痛、月经痛。

【药方来源】引自《中药制剂汇编》

丹　参

【性味归经】苦,微寒。归心、肝经。

【性能特点】本品苦泄寒清,入心、肝经。既活血祛瘀而通经止痛,又清心凉血而除烦消痈,主治血瘀、血热、热扰心神诸证,兼治热毒疮疡肿痛。古云"一味丹参散,功同四物汤",实为祛瘀生新、凉血清心之品。

【功　效】活血祛瘀，凉血消痈，清心除烦。

【使用注意】本品活血通经，故月经过多及孕妇慎服。反藜芦。

丹参酒(1)

【处　　方】丹参500克，清酒2 500毫升。

【配　　制】将丹参去除杂质，研成粗末，分别装入5个生绢袋(或纱布袋)，扎紧袋口，放入小口瓷坛内，注入清酒浸泡，密封坛口，每日振摇1次，14日后滤取药酒，瓶装备用。

【用法用量】口服：每次30～50毫升，每日3次，空腹时温服。

【功效主治】具有活血通窍的功效。主治冠心病、高血脂、月经不调等。

【药方来源】引自《普济方》

丹参酒(2)

【处　　方】丹参200克，米酒1 000毫升。

【配　　制】将丹参碎为粗粉，加入米酒，密闭浸渍14日，过滤，压榨药渣合并酒液，再过滤至澄清。

【用法用量】口服：每次20毫升，每日2次。

【功效主治】镇静安神。主治癫痫、神经衰弱、脑震荡后遗症、头痛失眠等多种神经系统疾病。

【药方来源】引自《太平圣惠方》

丹参酒(3)

【处　　方】丹参、生地黄、忍冬藤、地榆、艾叶各80克，黄酒2 500毫升。

【配　　制】将艾叶剪成碎片，其余药材捣成粗末，全部放入酒坛中，加黄酒搅拌润湿，水浴加热1小时，取出加盖放阴凉处浸泡5～7日，滤去药渣，澄清装瓶即可。

【用法用量】口服：每次20～30毫升，每日2～3次。

【功效主治】具有活血凉血、清热止血之功效。用于治疗妇女崩中出血、产后诸病。

【药方来源】引自《千金翼方》

丹参酒(4)

【处　　方】丹参100克，米酒1 000毫升。

【配　　制】将丹参捣成粗末，装入纱布袋，扎紧口，放入酒坛中，加米酒密封，放阴凉处浸泡15日，经常振摇。启封后提出药袋挤出其中的酒液后弃去，酒液澄清装瓶即可。

【用法用量】饭前温饮，每次10～15毫升，每日3次。

【功效主治】丹参制成酒剂增强了丹参的作用，有活血祛瘀、调经止痛、凉血消痈、除烦安神之功效。用于治疗神经衰弱、记忆力减退、怔忡失眠、血栓闭塞性脉管炎等。

【药方来源】引自《太平圣惠方》

活血养心酒

【处　　方】丹参60克，白酒500～1 000毫升。

【配　　制】将丹参切薄片，入布袋置容器中，加入白酒密封，浸泡15日后，去药袋即成。

【用法用量】口服：每次15～20毫升，每日2次。

【功效主治】具有调经顺脉的功效。主治心绞痛、妇女月经不调、血栓闭塞性脉管炎。

【药方来源】引自《药酒汇编》

益母草

【性味归经】辛、苦，微寒。归心、肝、膀胱经。

【性能特点】本品辛散苦泄，微寒清解，主入心、肝经，兼入膀胱经。既活血化瘀调经，善治瘀血经产诸病，又利尿消肿、清热解毒，治水瘀互阻之水肿及热毒瘀结之疮疹。

【功　　效】活血祛瘀，利尿消肿，清热解毒。

【使用注意】本品活血，故孕妇慎服。

益母草酒

【处　　方】益母草60克，黄酒200毫升。

【配　　制】将益母草切碎，置容器中，加黄酒，煮成100毫升，去渣留液。

【用法用量】口服：每次1/2剂，每日2次。

【功效主治】具有调经和血的功效。主治产后腹痛。

【药方来源】引自《药酒汇编》

益母当归酒

【处　　方】益母草200克，当归100克，黄酒1000毫升。

【配　　制】将上述2药研成粗末，放入酒坛内，加黄酒搅拌均匀，加盖密封，放阴凉处浸泡7～10日，启封滤去药渣，澄清装瓶即可服用。

【用法用量】口服:每次20～30毫升,每晚1次。

【功效主治】具有养血活血、调经之功效。用于治疗血虚闭经。

【药方来源】引自《中国中医独特疗法大全》

桃　仁

【性味归经】苦、甘,平。归心、肝、肺、大肠经。

【性能特点】本品苦能泄降,甘润多脂,性平少偏。主入心、肝经,善活血祛瘀,为治血瘀诸证之要药。兼入肺与大肠经,能润燥滑肠、止咳平喘,为治燥秘、肠痈、肺痈、咳喘所常用。因其活血力强,能促进新血生长,故习称其能"破血""祛瘀生新"。

【功　　效】活血祛瘀,润肠通便,止咳平喘。

【使用注意】本品活血力强,故孕妇忌服。

桃仁酒(1)

【处　　方】桃仁60克,米酒100毫升。

【配　　制】将桃仁捣烂,用米酒浸泡10日即成。

【用法用量】口服:每次30毫升,每日2次。

【功效主治】具有润肠通便的功效。主治产后血虚便秘。

【药方来源】引自《药用果品》

桃仁酒(2)

【处　　方】桃仁 100 克，白酒 500 毫升。

【配　　制】将桃仁研碎，纳砂钵中细研，入少许白酒，绞取汁，再研再绞，使桃仁尽即止，一并纳入小瓷瓮中，置于锅内，隔水煮，看色黄如稀汤即可。

【用法用量】口服：每次 20～30 毫升，每日 2 次。其味极美，女人服之更佳。

【功效主治】具有活血、润肤、悦颜的功效。主治皮肤粗糙、老化等。本药酒还可润肠通便，用于产后血虚便秘。

【药方来源】引自《太平圣惠方》

桃仁朱砂酒

【处　　方】桃仁（汤浸去皮尖，麸炒微黄细碎）100 克，朱砂（细研）10 克，醇酒 500 毫升。

【配　　制】将桃仁用醇酒浸于净器中，封口煮沸，取下候冷，再放入朱砂细末，调匀。

【用法用量】口服：每次温服 10～15 毫升，每日 2 次。忌过量服或持续服。

【功效主治】具有活血安神的功效。主治心悸怔忡、面色无华、筋脉挛急疼痛等。

【药方来源】引自《太平圣惠方》

桃仁生地酒

【处　　方】桃仁 30 克，生地黄汁、白酒各 500 毫升。

【配　　制】将桃仁去皮尖后研膏。将生地黄汁与白酒煎至沸，下桃仁膏再煮数沸，去渣，收贮备用。

【用法用量】口服：每次温服20～30毫升，不拘时。

【功效主治】具有疏通脉络、活血祛瘀的功效。适用于跌仆损伤筋脉。

【药方来源】引自《圣济总录》

二仁酒

【处　　方】桃仁、杏仁各7粒，栀子7枚，面粉15克，烧酒适量。

【配　　制】将前3味药共捣烂如泥，放入面粉和烧酒调和成糊状。

【用法用量】外用：不拘时候，每次取药酒膏适量，擦患儿两足心、手心。

【功效主治】具有清心泻火、下气行瘀、安神息风的功效。主治小儿急、慢惊风。

【药方来源】引自《百病中医熏洗熨擦疗法》

红花

【性味归经】辛，温。归心、肝经。

【性能特点】本品辛散温通，入心、肝经。能活血而通畅经脉，散瘀而消癥止痛，善治瘀血诸证，兼寒者最为切中。

【功　　效】活血通经，祛瘀止痛。

【使用注意】本品辛温行散而活血力强，故孕妇及月经过多者忌服。

复方红花酒

【处　　方】红花 50 克，黄芪 30 克，白芷 20 克，75%乙醇 500 毫升。

【配　　制】将上述前 3 味药洗净，共研为细末，用纱布包裹，放入乙醇中，在密闭的玻璃瓶内浸泡 7 日，过滤去渣后即可使用。

【用法用量】外用：用棉签蘸药酒擦患处，或用纱布块蘸药酒敷于患处，每日 1 次，连用 7～10 日。

【功效主治】具有活血化瘀、消肿止痛的功效。用于治疗压疮、扭伤血肿、皮肤灼伤等。

【药方来源】引自《复方红花酒防治压疮》

红当酒

【处　　方】红花 30 克，当归尾 30 克，50%乙醇1 000毫升。

【配　　制】将上述前 2 味药切片，放入乙醇中，浸泡 1 个月后，过滤去渣后，即可使用。

【用法用量】外用：用红当酒少许涂于受压部位，用大小鱼际肌在受压部位由轻至重做环形按摩 3～5 分钟，再撒上滑石粉或爽身粉，每日 4～6 次。

【功效主治】具有活血祛瘀、通络止痛、消散瘀肿的功效。用于治疗压疮。

【药方来源】引自《云南中医杂志》

红花浸酒

【处　　方】红花、凤仙花各 50 克，白矾少许，60°白酒

1 000毫升。

【配　　制】将上述前3味药置于容器中，加入白酒，密封浸泡24～48小时，过滤去渣后，即可使用

【用法用量】外用：用纱布浸于药酒中，20分钟后取出，敷于肿胀部位，若纱布浸液干时，可随时再往纱布上滴药酒以保湿，每日换药1次。

【功效主治】具有消肿止痛的功效。主治跌打损伤。

【药方来源】引自《辽宁中医杂志》(试刊号)

复方红花苏木酒

【处　　方】红花500克，苏木、两面针(皮)各2 500克，50%食用乙醇、高粱酒各7 500毫升。

【配　　制】将上述前3味药去除杂质，用凉开水快速淘洗，沥去水，晒干。将苏木、两面针研成粗末，与红花共以纱布包盛，用上述酒液共浸15日即成。

【用法用量】口服：每次10～15毫升，每日2次；也可用适量药酒擦患部，至有灼热感为度。

【功效主治】具有活血祛瘀、消肿止痛的功效。主治跌打损伤引起的瘀血肿痛。

【药方来源】引自《中药制剂汇编》

红花山楂酒

【处　　方】红花60克，山楂120克，低度米酒1 000毫升。

【配　　制】将山楂捣成粗末，与红花一起放入酒坛，加入低度米酒，搅拌润湿，加盖放阴凉处浸泡7～10日，在此期

间可开盖搅拌，滤去药渣，澄清装瓶即可。

【用法用量】口服：每次20～30毫升，每日2次，也可随酒量增减，但不得过量，不醉为度。

【功效主治】具有活血化瘀、通经止痛之功效。用于治疗月经量少、紫黑有块或少腹胀痛、拒按、血块排出后疼痛减轻等。

【药方来源】引自《百病饮食自疗》

红蓝花酒

【处　　方】红花45克，益母草90克，黄酒1 000毫升。

【配　　制】将益母草研碎，同红花一起放入酒坛内，加黄酒于文火上加热至微沸片刻，取下加盖浸泡3～5日，滤去药渣，澄清装瓶即可。

【用法用量】口服：每次空腹温服40～80毫升，每日2次。

【功效主治】具有活血调经、化瘀消肿之功效。用于血滞经闭、痛经、产后腹痛、恶露不净等。

【药方来源】引自《伤寒杂病论》

红花酊

【处　　方】川红花、冰片、樟脑各10克，50%乙醇500毫升。

【配　　制】将上述前3味药置于容器中，加入白酒，密封浸泡7日后(每日振摇1次)，过滤去渣，即可使用。

【用法用量】外用：每次取此药酊擦患处，每日擦3～4次。

【功效主治】具有活血、除湿、止痒的功效。用于治疗神经性皮炎、皮肤瘙痒症、慢性皮炎、湿疹、结节性痒疹、酒渣鼻等。

【药方来源】引自《浙江中医杂志》

冻疮药酒

【处　　方】红花、辣椒各200克，当归、生姜各250克，樟脑10克，60%乙醇5 000毫升。

【配　　制】将上述前4味药研成粗粉，加入乙醇，浸泡7日，过滤去渣后，最后将樟脑溶于滤液中即可使用。

【用法用量】外用：用棉签蘸药液擦患处，每日3～5次，并轻揉按摩。

【功效主治】具有温经散寒、活血化瘀的功效。用于治疗冻疮。

【药方来源】引自《冻疮药酒的配制方法与使用》

痒痛酊

【处　　方】红花50克，芫花100克，细辛30克，75%乙醇1 500毫升。

【配　　制】将上述前3味药取净品装入干净的玻璃瓶中，加入乙醇，密封浸泡2周后，取滤清液备用。

【用法用量】外用：直接将药液擦于冻疮结节处，若药干后半小时又有痒痛时，可重复用药，在保温的环境中，可使结节消散。

【功效主治】具有温通血脉、祛解散结的功效。用于治疗冻疮结节、痒痛难忍。

【药方来源】引自《痒痛酊治疗冻疮结节 43 例》

红花乌梅山楂酒

【处　　方】红花、乌梅、山楂各 100 克，米酒 3 500 毫升。

【配　　制】将上述前 3 味药去除杂质，用凉开水快速淘洗，沥干，置于小口瓷坛内，注入米酒，密封坛口浸泡。再将酒坛放于铁锅内，加水使水淹没酒坛的 4/5，至坛口露出水面，煮沸 4～6 小时取出，置于洁净处继续浸泡，每日振摇 3～5 次，7 日后即可服用。

【用法用量】口服：每次取药酒 50 毫升，加等量白开水和少许红糖，调味后服用，每日 2～3 次，病愈为度。

【功效主治】具有祛风活血的功效。用于治疗荨麻疹。

【药方来源】引自《中国食疗大典》

红 白 酊

【处　　方】红花、白蒺藜、川芎各 30 克，30%乙醇 300 毫升。

【配　　制】将上述前 3 味药去除杂质，放入乙醇中，密封浸泡 1 周后，过滤去渣即可。

【用法用量】外用：用棉签蘸药液擦患处，每日 3 次，涂药后日光照晒 5～20 分钟。

【功效主治】具有活血化瘀、祛风消斑的功效。用于治疗白癜风。

【药方来源】引自《中医药治疗白癜风》

牛 膝

【性味归经】苦、甘、酸，平。归肝、肾经。

【性能特点】本品苦能泄降，酸甘补益，性平下行，入肝肾经。生用味多苦而行散通利，逐瘀血、通经脉，经产瘀血及痹痛拘挛宜选；又为利尿通淋，湿热下注所常用；还可引血引火下行，治血热火逆及肝阳上亢。制用味多甘而长于补虚，善补肝肾、强筋骨，为治腰膝酸软、筋骨无力之要药。此外，还引药下行，用药欲其下行者，常用本品作引经药。

【功　　效】活血通经，利尿通淋，引血下行，补肝肾，强筋骨。

【使用注意】本品善下行逐瘀，故孕妇、月经过多及梦遗滑精者慎服。

牛膝酒(1)

【处　　方】牛膝 150 克，白酒 1 500 毫升。

【配　　制】将牛膝去除杂质，切碎，浸泡于白酒瓶中，加盖密封，每日振摇 1 次，7 日后即可使用。

【用法用量】口服：每次 10 毫升，每日 3 次，饭前温服。

【功效主治】具有祛瘀止痢的功效。主治慢性非特异性结肠炎(先下白、后下赤，或先下赤、后下白，或赤白兼有)，赤白痢疾，月经不调，痛经，经闭，产后腹痛，跌打损伤，腰膝酸痛，下肢无力等。

【药方来源】引自《太平圣惠方》

牛膝酒(2)

【处　　方】牛膝15克,黄酒250毫升。

【配　　制】将牛膝去除杂质,用清水冲洗干净,切成薄片,放黄酒中煎煮,去渣,煎取100毫升。

【用法用量】口服:每次5毫升,每日2次。

【功效主治】具有补肝肾、活气血的功效。主治小儿口疮(口腔溃疡)。

【药方来源】引自《普济方》

牛膝酒(3)

【处　　方】鲜牛膝、鲜地黄各250克,黄酒适量。

【配　　制】将上述2味药洗净泥土,去除须根,于日光下晒2日,然后共捣如泥,做成团状,以纸包裹,外面再用黄泥封固,用微火炙令泥有裂处,待干,即放地炉中以灰火养4~5小时,再以灰火慢慢烧之。最后取出候冷,去除外裹的泥和纸,研为细末,放在瓷器中用黄酒中煎煮后使用。

【用法用量】口服:每次取药末15克,以黄酒50毫升煎煮5分钟,温服,每日2次。

【功效主治】具有补肝肾、养阴血、通血脉的功效。用于治疗脚气极冷、慢性腰腿痛、坐骨神经痛等。

【药方来源】引自《普济方》

牛膝酒(4)

【处　　方】牛膝、松节各30克,狗胫骨(原方为虎胫骨)100克,羚羊角粉(代)、枳壳各10克,白酒1 500毫升。

【配　　制】先将狗胫骨用沙子炒至黄酥,研成细末。

其余药物去除杂质，共研为粗末，混合掺匀.装入纱布袋中，扎紧袋口，与白酒一起同放瓷坛内浸泡，密封坛口，每日振摇1次，35日后启封，滤取药液，装瓶备用。

【用法用量】口服：每次10毫升，每日3次。

【功效主治】具有祛风胜湿的功效。主治类风湿关节炎。

【药方来源】引自《太平圣惠方》

复方牛膝酒

【处　　方】牛膝120克，杜仲、丹参、生地黄、石斛各60克，白酒3 500毫升。

【配　　制】将前5味药研碎，平均分装在3个纱布袋中，扎紧袋口，放入小口瓷坛内，入白酒浸泡，密封坛口。每日振摇1次，30日后启封，滤取药液，装瓶备用。

【用法用量】口服：每次15毫升，每日2次。

【功效主治】具有补肝肾、壮筋骨、活血通脉、降血压的功效。主治高血压、高脂血症、关节不利、筋骨疼痛。

【药方来源】引自《太平圣惠方》

牛膝大豆酒

【处　　方】牛膝、大豆、生地黄各180克，白酒5 000毫升。

【配　　制】将前3味药去除杂质，混合拌匀，上笼蒸至大豆烂熟，然后装入4个纱布袋中，扎紧袋口，与白酒一同置于瓷坛中，密封坛口浸泡，30日后滤取药液，装瓶备用。

【用法用量】口服：每次35毫升，中午及晚上空腹或睡前温服，每日2次。

【功效主治】具有滋补肝肾、祛风胜湿的功效。主治黄褐斑。

【药方来源】引自《圣济总录》

牛膝木瓜酒

【处　　方】木瓜、牛膝各25克，白酒500毫升。

【配　　制】将前2味药研碎，置容器中，加入白酒，密封浸泡15日后，过滤去渣即成。

【用法用量】口服：每次10毫升，每日2次。

【功效主治】具有舒筋活络、祛风除湿的功效。主治关节僵硬、活动不利、筋骨酸痛等。

【药方来源】引自《民间百病良方》

乳　香

【性味归经】辛、苦，温。归心、肝、脾经。

【性能特点】本品辛香行散，苦泄温通，主入心肝，兼入脾经。主活血，兼行气，善散瘀通络而止痛伸筋，消肿生肌而愈伤疗疮，被誉为外伤科要药。

【功　　效】活血止痛，消肿生肌。

【使用注意】本品味苦活血，入煎剂常致汤液混浊，多服易致呕吐，故用量不宜过大。胃弱呃逆者慎服，孕妇及无血滞者不宜服用，疮疡溃后勿服，服多勿敷。

皂荚刺乳香酒

【处　　方】大皂荚刺1枚,乳香1块,白酒100毫升。

【配　　制】将皂荚刺切成10余片,把乳香放入银器内炒令烟起,再放皂荚刺同炒,候乳香缠在刺上,倒入白酒(醇酒),同煎令沸,过滤去渣后,即可使用。

【用法用量】口服:1次顿服之。未果再服。

【功效主治】具有搜风拔毒、消肿排脓的功效。用于治疗肿毒、疮毒、癣疮等。

【药方来源】引自《圣济总录》

没　药

【性味归经】辛、苦,平。归心、肝、脾经。

【性能特点】本品辛散苦泄,芳香走窜,主入心、肝,兼入脾经。功与乳香相似,但性平而寒热不偏。善活血止痛、消肿生肌,为治内外瘀滞诸痛及痈疽肿痛所常用。

【功　　效】活血止痛,消肿生肌。

【使用注意】本品味苦活血,入煎剂常致汤液混浊。胃弱者多服易致呕吐,故用量不宜过大。胃弱呕逆者慎服,孕妇及无血滞者不宜服用,疮疡溃后勿服,服多勿敷。

没药酒

【处　　方】没药19克,黄酒100毫升。

【配　　制】将没药研细粉,兑入黄酒内,煎沸即止。

【用法用量】口服:每次 25 毫升,每日 2 次。

【功效主治】具有活血止痛、消肿生肌的功效。主治产后血晕、腹痛。

【药方来源】引自《圣济总录》

姜　黄

【性味归经】辛、苦,温。归肝、脾经。

【性能特点】本品辛散苦泄,温而能通,入肝、脾经。善活血行气、通经止痛,兼散风寒湿邪,并横走肢臂。治血瘀气滞诸痛,兼寒者尤宜;治风湿肩臂痛,以寒凝阻络者最佳。

【功　　效】破血行气,通经止痛。

【使用注意】本品破血力较强,故孕妇慎服。

姜黄木瓜酒

【处　　方】姜黄、羌活各 80 克,木瓜 160 克,白酒1 000 毫升。

【配　　制】将上 3 味药切碎,与白酒同置入容器中,密封浸泡 10 日后即成。

【用法用量】口服:每次 10 毫升,每日 3 次。

【功效主治】具有缓痉止痛的功效。主治肌肉风湿挛痛。

【药方来源】引自《药物与方剂》

鸡血藤

【性味归经】苦、微甘,温。归肝、肾经。

【性能特点】本品苦泄温通,微甘能补,入肝、肾经,行补并能。既行血补血,治血瘀血虚有寒诸证,又舒筋活络,治肢体麻木、瘫痪、痹痛及跌打伤痛。

【功　　效】活血补血,舒筋活络。

【使用注意】本品活血通经,故孕妇及月经过多者慎服。

复方鸡血藤酒

【处　　方】鸡血藤 120 克,川牛膝、桑寄生各 60 克,白酒 1 500 毫升。

【配　　制】将上述 3 味药共研为粗末,装入布袋,扎紧袋口,加入白酒浸泡,14 日后取出药袋,压榨取液,并将药液与药酒混合,静置,过滤去渣后即可使用。

【用法用量】口服:每次 20 毫升,每日 2 次。

【功效主治】具有养血活血、舒筋通络的功效。用于治疗筋骨不舒疼痛、腰膝冷痛、跌打损伤、风寒湿痹、手足麻木、坐骨神经痛。

【药方来源】引自《民间百病良方》

鸡血藤酒

【处　　方】鸡血藤胶 250 克,白酒1 000毫升。

【配　　制】将鸡血藤胶置于干净瓶中,注入白酒,密封浸泡7日即可取用。

【用法用量】每次空腹温服15～30毫升，每日早晚各1次。

【功效主治】具有通络活络的功效。用于治疗风寒湿痹、筋骨疼痛不舒、腰膝冷痛、转筋虚损、手足麻木及跌打损伤、妇人经血不调。

【药方来源】引自《百病中医药酒疗法》

苏　木

【性味归经】甘、咸、微辛，平。归心、肝、脾经。

【性能特点】本品甘咸辛散，性平不偏，主入心、肝，兼入脾经。既活血通经，治瘀血经产诸证，又祛瘀止痛，疗胸腹刺痛与跌打伤痛。

【功　　效】活血祛瘀，消肿止痛。

【使用注意】本品活血通经，故孕妇忌服。

苏木酒

【处　　方】苏木(细锉)112克，黄酒2 500毫升。

【配　　制】将苏木净品研碎，放入干净的砂锅内，倒入黄酒，煎煮至1 000毫升，过滤去渣即成。

【用法用量】口服：每次20毫升，每日3次，温服。

【功效主治】具有活血通络、消肿止痛的功效。主治跌打损伤等。

【药方来源】引自《圣济总录》

血竭

【性味归经】甘、咸,平。归心、肝经。

【性能特点】本品甘咸性平,入心、肝经,行中有止,药力较猛。内服善行散,能活血散瘀而止痛,治血瘀诸证;外用善收敛,能止血生肌而敛疮,治外伤出血与溃疡不敛。

【功　　效】内服活血化瘀止痛,外用止血生肌敛疮。

【使用注意】本品活血散瘀,故孕妇及妇女月经期慎服。

白鸽煮酒

【处　　方】白鸽 1 只,血竭 30 克,黄酒1 000毫升。

【配　　制】将白鸽去毛及肠杂,洗净,纳血竭(研末)于鸽腹内,针线缝合,入砂锅中,倒入黄酒,煮数沸令熟,候温备用。

【用法用量】口服:每次 15 毫升,每日 2 次,鸽肉分 2 次食之。

【功效主治】具有活血行瘀、补血养颜的功效。主治干血痨,表现为面目黑暗、骨蒸潮热、盗汗、颧红、肤糙肌瘦、月经涩少。

【药方来源】引自《串雅内篇》

刘寄奴

【性味归经】苦,温。归心、肝、脾经。

【性能特点】本品辛散苦泄,芳香温遇,主入心、肝,兼入脾经。善破血化瘀而通经止痛,瘀血有寒者宜投;能醒脾开胃而消食化积,食积泻痢者宜用。

【功　　效】破血通经,散寒止痛,消食化积。

【使用注意】本品破血通经,多服令人吐利,故孕妇及气血亏虚无瘀滞者忌服,内服不宜过量。

刘寄奴酒(1)

【处　　方】刘寄奴、骨碎补、延胡索各60克,白酒500毫升。

【配　　制】将上述前3味药切碎,置于容器中,加入白酒,密封浸泡10日以上,过滤去渣后即可使用。

【用法用量】口服:每次10～15毫升,每日2次。

【功效主治】具有消肿定痛、止血续筋的功效。主治跌打损伤、瘀血肿痛。

【药方来源】引自《药酒汇编》

刘寄奴酒(2)

【处　　方】刘寄奴、甘草各10克,黄酒100毫升。

【配　　制】将上2味药共研细末,先以水200毫升煎至100毫升;再入黄酒100毫升,又煎至100毫升,去渣即成。

【用法用量】以上药酒分 2 次，1 日内服完。

【功效主治】具有破血通经、散瘀止痛的功效。主治妇女产后血晕、瘀血阻滞。

【药方来源】引自《圣济总录》

穿山甲

【性味归经】咸，微寒。归肝、胃经。

【性能特点】本品咸软微寒，性善走窜，入肝、胃经，力猛行散，内通脏腑，外透经络。善活血散结、通经下乳，治经闭、癥瘕常用；治痹痛、瘫痪宜选；治外伤与乳汁不下可投。能消肿排脓，治疮肿，未脓可消；已脓可溃，脓成将溃用之最宜。可散结消肿，治瘰疬亦佳。

【功　　效】活血消癥，通经下乳，消肿排脓。

【使用注意】本品走窜行散，善活血消肿排脓，故痈疽已溃及孕妇忌服。

山甲酒

【处　　方】穿山甲 180 克，肉桂 120 克，甘草 50 克，低度白酒 500 毫升。

【配　　制】将上述前 3 味药共研为粗粉，置于容器中，加入低度白酒，密封，期间隔日振摇 1～2 次，浸泡 10～15 日，即可使用。

【用法用量】口服：每次 15～20 毫升，每日 2 次。

【功效主治】具有温阳化气、消炎通络的功效。用于治疗前列腺增生。

【药方来源】引自《集验中成药》

二甲酒

【处　　方】穿山甲 30 克，人指甲 5 克，三花酒适量。

【配　　制】将前 2 味共研细末，备用。

【用法用量】口服：每次取药末 1～1.5 克，用三花酒 10～15 毫升送服，每日早晚各服 1 次。

【功效主治】具有活血、通络、止痛的功效。用于治疗内痔。

【药方来源】引自《医学文选·家传秘方验方集》

月季花

【性味归经】甘，温。归肝经。

【性能特点】本品甘温通利，芳香疏散，微苦泄降，专入肝经。既活血理气、解郁调经，又消肿解毒。治血滞与肝郁常用，疗肿结与伤损可投。

【功　　效】活血调经，疏肝解郁。

【使用注意】本品活血，多服久服可致溏泄，故孕妇及脾胃虚弱者慎服。

月季花药酒

【处　　方】月季花（鲜品加倍）300 克，红酒1 000毫升。

【配　制】将月季花去除杂质，先加水煮沸15分钟，再加入红酒，继续煮沸10分钟，滤出药酒备用。

【用法用量】口服：每次30毫升，每日2次，早晚空腹温服。

【功效主治】具有解毒消肿、活血温经的功效。主治妇女子宫脱垂。

【药方来源】引自《中华养生药膳大典》

月季花酒

【处　方】月季花20克，当归、丹参各50克，冰糖85克，黄酒1 000毫升。

【配　制】将月季花与捣成粗末的当归、丹参混合在一起，放入净酒坛中，加黄酒、冰糖搅拌均匀，可放在文火上加热至微沸片刻，取下加盖放阴凉处浸泡3～5日，滤去药渣，澄清装瓶即可服用。

【用法用量】口服：每次20～30毫升，每日2～3次。

【功效主治】具有补血、活血、调经之功效。用于治疗月经不调、经行腹痛难忍、月经量少有块和闭经等症。

【药方来源】引自《中药临床应用》

十三、化痰止咳平喘药

(一)化痰药

芥　子

【性味归经】辛,温。归肺经。

【性能特点】本品辛散温通,气锐走窜,专入肺经。既温肺脏、豁寒痰、利气机,又通经络、散寒结、止疼痛。善治寒痰及痰饮诸证,尤以痰在皮里膜外及经络者最宜。

【功　　效】温肺祛痰,利气散结,通络止痛。

【使用注意】外敷能刺激皮肤,引起发疱,故皮肤过敏者慎用。

芥子酒

【处　　方】芥子 250 克,白酒1 000毫升,黄酒 2 500 毫升。

【配　　制】芥子去杂质,研为粗末,用绢袋装,扎紧袋口,放入大口玻璃瓶中,倒入白酒封口浸泡 3 日,再倒入黄酒,然后再浸泡 3～4 日,澄清药液,装瓶备用。

【用法用量】口服:每次 30 毫升,每日 3 次。

【功效主治】具有利气豁痰、温中散寒、消肿止痛的功效。主治肺结核。

【药方来源】引自《本草纲目》

瓜　蒌

【性味归经】甘，寒。归肺、胃、大肠经。

【性能特点】本品甘寒滑润，入肺、胃、大肠经。既清肺润燥涤痰、利气宽胸开痹，又消肿散结、滑肠通便，善治肺热咳痰、胸痹结胸、乳痈、肺痈、肠痈，以及热结肠燥便秘。

【功　　效】清肺润燥化痰，利气宽胸，消肿散结，润肠通便。

【使用注意】本品寒凉滑润，故脾虚便溏及寒痰、湿痰者忌服。反乌头。

瓜蒌酒(1)

【处　　方】全瓜蒌 30 克，黄酒 100 毫升。

【配　　制】将全瓜蒌捣烂，放入瓷杯中，冲入黄酒，再将瓷杯放在有水蒸锅中以小火蒸炖 20 分钟，去渣即可使用。

【用法用量】口服：每次温服 20 毫升，每日 2 次。

【功效主治】具有清热化痰、消肿止痛的功效。用于治疗乳腺炎初起，红、肿、痛、热者。

【药方来源】引自《民间百病良方》

瓜蒌酒(2)

【处　　方】鲜瓜蒌1～2枚，白酒1 000毫升。

【配　　制】将熟鲜瓜蒌打碎，装入布袋，扎紧袋口，装入小口酒坛内，注入白酒，密封坛口浸泡30日，过滤去渣后即可。

【用法用量】口服：每次10毫升，每日3次。

【功效主治】具有清肺化痰的功效。用于治疗风疮疥癞、胸闷胸痛。

【药方来源】引自《本草纲目》

瓜蒌薤白酒

【处　　方】瓜蒌35克，薤白20克，白酒400毫升。

【配　　制】将瓜蒌蒸至稍软，压扁，切成小块；薤白去杂质，用沸水煮透。2药共装入纱布袋内，扎紧口，放入坛内，将白酒倒入，密封浸泡30日，滤取酒液，装瓶备用。

【用法用量】口服：每次15～20毫升，加入2倍的凉开水稀释，每日2次。

【功效主治】具有通阳敬结、行气导滞、宽胸的功效。主治冠心病、心绞痛。

【药方来源】引自《金匮要略》

瓜蒌甘草酒

【处　　方】瓜蒌1枚，甘草12克，白酒适量。

【配　　制】将瓜蒌、甘草研成细粉，入白酒、水中，上火煎3～5次沸，过滤去渣后，即可使用。

【用法用量】睡前温服，每次15毫升，每日1次。

【功效主治】具有消肿化瘀的功效。用于治疗疖肿多日不消者。

【药方来源】引自《圣济总录》

竹 茹

【性味归经】甘,微寒。归肺、胃、胆经。

【性能特点】本品甘而微寒,清化凉泄,入肺、胃、胆经。既清热化痰而止咳、除烦,为治痰热咳嗽及胆火夹痰之良药;又可清胃而止呕,为治胃热呕吐之要药;还可清热而安胎,为治胎热胎动所常用。

【功　　效】清热化痰,除烦止呕,安胎。

【使用注意】本品甘凉,故寒痰咳喘、胃寒呕吐者慎服。

竹茹酒

【处　　方】青竹茹(碎断)60克,阿胶20克,白酒400毫升。

【配　　制】上药同白酒煎数十沸,待阿胶烊化,去渣候温备用。

【用法用量】口服:1日内分早、午、晚3次饮完。

【功效主治】具有妊娠失坠、胎损腹痛、下血的功效。主治流产。

【药方来源】引自《太平圣惠方》

昆布

【性味归经】咸，寒。归肝、胃、肾经。

【性能特点】本品咸软寒清，入肝、胃、肾经。善消痰软坚，治瘿瘤、瘰疬最宜；兼利水，治脚气、水肿与小便不利可投。

【功　　效】消痰软坚，利水消肿。

消瘿酒

【处　　方】昆布10克，海藻15克，沉香、雄黄各3克，白酒500毫升。

【配　　制】将上述前4味药置于容器中，加入白酒，密封浸泡10日，过滤去渣后即可使用。

【用法用量】口服：每次饭后温服10毫升，每日2次。

【功效主治】具有行瘀散结的功效。用于治疗瘿瘤、瘰疬、大脖子病等。

【药方来源】引自《景岳全书》

海藻

【性味归经】咸，寒。归肝、胃、肾经。

【性能特点】本品性能特点与昆布类似，也为治瘰疬瘿瘤所常用，并多与昆布相须为用。

【功　　效】消痰软坚，利水消肿。

【使用注意】反甘草。

海藻酒

【处　　方】海藻 500 克，黄酒 1 500 毫升。

【配　　制】将海藻用清水漂去盐味，置于容器中，加入黄酒，密封浸泡 7 日后即可使用。

【用法用量】口服：每次饭后服用 30 毫升，每日 3 次。酒尽将海藻晒干，捣为末，每用黄酒调服 3 克，以愈为度。

【功效主治】具有消痰结、散瘿瘤的功效。用于治疗瘿瘤、瘰疬和疝气，如淋巴结结核、甲状腺肿大，甲状腺瘤、睾丸结核等。

【药方来源】引自《肘后备急方》

海藻昆布酒

【处　　方】海藻、昆布各 30 克，黄酒 500 毫升。

【配　　制】将上述 2 味药研碎，倒入黄酒瓶内，密封浸泡 7 日，即可使用。

【用法用量】口服：根据酒量而服，以不醉为度，每日 3 次。

【功效主治】具有软坚散结的功效。用于治疗缺碘所致的甲状腺肿大。对甲状腺癌无效。

【药方来源】引自《外台秘要》

海藻水蛭酒

【处　　方】海藻 30 克，水蛭 6 克，黄酒 600 毫升。

【配　　制】将前 2 味药晾干，共研细末，备用。

【用法用量】温服：每次取药末 2 克，加黄酒 50 毫升煮沸，待温顿服，每日 2 次。

【功效主治】具有消肿除痛的功效。主治噎嗝症，直肠癌。

【药方来源】引自《药酒汇编》

海藻乌蛇酒

【处　　方】海藻（洗去盐味并焙干）、乌梢蛇（酒浸去皮骨，炙令色黄）各 250 克，白酒 4 500 毫升。

【配　　制】将上述前 2 味药研为细末，置于容器中，加入白酒，密封浸泡 1 个月，过滤去渣后，即可使用。

【用法用量】口服：每次 15 毫升，每日 2 次。

【功效主治】具有祛风解毒、软坚散结的功效。用于治疗风毒所攻，颈项生瘰疬如串珠。

【药方来源】引自《太平圣惠方》

（二）止咳平喘药

百　部

【性味归经】甘、苦，平。归肺经。

【性能特点】本品甘润苦降，药性平和，专入肺经。善润肺止咳，为治新久咳嗽之要药，最宜痨嗽及百日咳；善杀虫灭虱，为治头虱、体虱、蛲虫病之佳品。

【功　　效】润肺止咳，杀虫灭虱。

【使用注意】本品易伤胃滑肠，故脾虚食少便溏者慎服。

百部酒(1)

【处　　方】百部100克，白酒1 000毫升。

【配　　制】将百部切成小片，略炒后与白酒同置于容器中，密封浸泡7日后，过滤去渣即成。

【用法用量】口服：每次10～30毫升，每日2次，或随量饮用。

【功效主治】具有润肺下气、止咳杀虫的功效。主治肺结核、百日咳、气管炎。

【药方来源】引自《药酒汇编》

百部酒(2)

【处　　方】百部50克，白酒500毫升。

【配　　制】将百部去除杂质，切碎，炒至焦黄，装入瓶中，用白酒浸泡，加盖密封，每日振摇3～5次，7日后即可服用。

【用法用量】口服：饭前空腹服用，每次10～15毫升，每日3次。

【功效主治】具有滋阴清热、杀虫止痒的功效。用于治疗疥癣等皮肤病。

【药方来源】引自《普济方》

百部蜜酒

【处　　方】生百部汁125毫升，槐花蜜250克，生姜汁125毫升，杏仁75克，大枣肉75克，梅皮末60克，黄酒500毫升。

【配　　制】先将杏仁、大枣肉捣如泥状，放锅中加水1 000毫升，煮取500毫升时，去渣，再将其余各味药入锅内，文火再煮至1 000毫升即成。

【用法用量】口服：每次20毫升，加黄酒10毫升调服，每日3次。

【功效主治】具有清肺润喉的功效。主治语声嘶哑、咳唾上气、喑哑等。

【药方来源】引自《千金要方》

百白马勃酒

【处　　方】百部100克，白鲜皮25克，白芥子20克，马勃15克，印度白酒150毫升。

【配　　制】将上述前4味药装入布袋后，放在碗里，用开水浇透药包，再用煎沸的印度白酒倒在药包碗中，泡5分钟，取药包擦患处。药包凉后可重复上述方法泡透。

【用法用量】外用：取温热药包擦患处，每日擦1～3次。日间痒甚上午擦；夜间痒甚傍晚擦。

【功效主治】具有清热解毒、祛风泻火的功效。用于治疗荨麻疹。

【药方来源】引自《自拟百白马勃酒外擦治疗荨麻疹》

百部黄精酊

【处　　方】百部、黄精各100克，蒸馏水50毫升，75%乙醇500毫升。

【配　　制】将上述药材取干品去除杂质，加入乙醇，放入干净的瓷罐中，密闭浸泡半个月，加入蒸馏水，摇匀后即可使用。

【用法用量】外用：先将患处用温水洗净、擦干，将药液摇匀，用棉签蘸取药液擦患处，每日擦3次。

【功效主治】具有解毒、杀虫的功效。用于治疗足癣。

【药方来源】引自《百部黄精酊治疗足癣50例》

百部酊

【处　　方】百部草180克，75度乙醇360毫升。

【配　　制】将百部草置于容器中，加入75%乙醇，密封浸泡1周，过滤去渣后，即可使用。

【用法用量】外用：擦患部，每日擦3次。

【功效主治】具有杀虫止痒的功效。用于治疗皮肤瘙痒症、虱病、阴痒等。

【药方来源】引自《北京中医学院东直门医院协定处方》

紫苏子

【性味归经】辛，温。归肺、大肠经。

【性能特点】本品辛温润降。入肺经而能降气消痰、止咳平喘，入大肠经而能润肠通便，善治痰壅咳喘与肠燥便秘。

【功　　效】降气化痰，止咳平喘，润肠通便。

【使用注意】本品耗气滑肠，故气虚久咳、阴虚喘逆及脾虚便溏者忌服。

紫苏子酒

【处　　方】紫苏子 60 克，黄酒 2 500 毫升。

【配　　制】将紫苏子放入锅中用文火微炒，装入布袋之，放入小坛内，倒入黄酒浸泡，加盖密封，7 日后开封，弃去药袋即成。

【用法用量】口服：每次 10 毫升，每日 2 次。

【功效主治】具有止咳平喘、降气消痰的功效。主治痰涎壅盛、肺气上逆作喘等。

【药方来源】引自《太平圣惠方》

桑白皮

【性味归经】甘，寒。归肺经。

【性能特点】本品甘寒清利，专入肺经，既泻肺中之热邪，又行肺中之痰水。善泻肺平喘，治肺热咳喘痰多；能利水消肿，治水肿尿少及小便不利。

【功　　效】泻肺平喘，利水消肿。

【使用注意】本品性寒，故寒痰咳喘者忌服。

桑白皮酒

【处　　方】桑白皮 200 克，米酒1 000毫升。

【配　　制】将桑白皮切碎，浸入米酒中封口，置于阴凉处，每日振摇 1～2 次，7 日后开封即成。

【用法用量】口服：每次 15～20 毫升，每日 3 次。

【功效主治】具有泻肺平喘的功效。主治肺热、咳喘、痰多等。

【药方来源】引自《证治准绳》

桑萸酒

【处　　方】桑白皮 250 克，吴茱萸根皮 150 克，黄酒 1 500毫升。

【配　　制】将上药切细，入砂锅中，加入黄酒，煎至 500 毫升，过滤去渣备用。

【用法用量】口服：上药酒分 3 次，每日空腹服 1 次。

【功效主治】具有泻肺平喘、理气止痛的功效。主治肺热咳喘、痰多而黄、身热口渴等。

【药方来源】引自《药酒汇编》

桑皮生姜吴萸酒

【处　　方】桑白皮（细切）150 克，生姜 9 克，吴茱萸 15 克，白酒1 000毫升。

【配　　制】将以上 3 味药，加水 500 毫升，白酒1 000毫升，文火煮取1 000毫升，去渣待用。

【用法用量】口服：每次 30 毫升，每日 2 次。

【功效主治】具有泻肺平喘、理气化痰的功效。主治咳喘胀满、呕吐痰饮。

【药方来源】引自《肘后备急方》

二桑酒

【处　　方】桑白皮 100 克，桑椹 250 克，糯米 5 000 克，酒曲适量。

【配　　制】将桑白皮切碎，加水 10 000 毫升煎至一半，再入桑椹同煮至 35 000 毫升。糯米蒸饭，与药汁、酒曲（研末）拌匀，置容器中，如常法酿酒，酒熟后即可取用。

【用法用量】口服：每次 30～50 毫升，每日 2～3 次；或适量饮服。

【功效主治】具有补虚泻实的功效。主治肝肾不足、水热交阻的水肿。这种水肿病兼有头眩、耳鸣、小便不利等。

【药方来源】引自《普济本事方》

葶苈子

【性味归经】苦、辛，大寒。归肺、膀胱经。

【性能特点】本品苦泄辛散，大寒清降，入肺与膀胱经，药力颇强。能泄肺气之壅闭而通调水道、消除痰饮，有泻肺平喘、利水消肿之功，善治痰壅肺实咳喘及水肿尿少等。

【功　　效】泻肺平喘，利水消肿。

【使用注意】本品泻肺力强，故肺虚喘促、脾虚肿满者忌服。

葶苈酒

【处　　方】甜葶苈子 300 克，清酒 2 500 毫升。

【配　　制】将甜葶苈子粉碎，装入生绢袋，将口扎紧，放入清酒中浸泡 30 日，滤出药酒，瓶装备用。

【用法用量】口服：每次 5 毫升，每日 3 次，用小米粥送服。

【功效主治】具有泻肺利水、消肿平喘的功效。主治上气喘急、遍身水肿、支气管哮喘、渗出性胸膜炎等。

【药方来源】引自《太平圣惠方》

葶苈子酒

【处　　方】葶苈子 200 克，米酒 5 000 毫升。

【配　　制】将葶苈子微火炒后研碎，以绢袋盛之，扎紧口，放入小坛内，注入米酒封固，7 日后开封，弃去药袋即成。

【用法用量】口服：每次 20 毫升，每日 2 次，以小便利为度。

【功效主治】具有泻肺定喘、行水消肿的功效。主治肺壅喘息、痰饮咳嗽、水肿胀满、遍体气肿、单面肿、足肿等。

【药方来源】引自《本草纲目》

葶苈防己酒

【处　　方】葶苈子 60 克，防己 20 克，黄酒 500 毫升。

【配　　制】将上药研碎，入布袋，置容器中，加入黄酒，密封，浸泡 1～3 日，过滤去渣即成。

【用法用量】口服：每次服 30～50 毫升，每日 2 次。诸症显著减轻后，须减服。中病即止。

【功效主治】具有下气平喘、利水消肿的功效。主治水肿胀满、咳嗽痰喘、小便不利等。

【药方来源】引自《药酒汇编》

十四、安神药

(一)重镇安神药

磁石

【性味归经】咸,寒。归肝、心、肾经。

【性能特点】本品咸寒质重,沉降下行,镇坠与补益并举。入肝、心经,善镇惊安神、平肝潜阳,治心悸失眠、阳亢眩晕;入肾经,能益肾而聪耳明目、纳气平喘,治肾虚耳鸣耳聋、目昏喘促。

【功　　效】镇惊安神,平肝潜阳,聪耳明目,纳气平喘。

【使用注意】本品为矿石类药物,服后不易消化,故脾胃虚弱者慎服。

聪耳磁石酒

【处　　方】磁石 30 克,木通、石菖蒲各 80 克,白酒 1 700毫升。

【配　　制】将磁石研碎,用纱布包裹;石菖蒲用米泔水浸 2 日后切碎,微火烤干。将上述 3 味药装入纱布袋里,与白酒同置入容器中,密封浸泡 7 日后即可成。

【用法用量】口服:每次 20～30 毫升,每日早晚各 1 次。

【功效主治】具有通窍、聪耳的功效。主治肝肾阴虚所致之耳鸣、耳聋等。

【药方来源】引自《圣济总录》

三石酒(1)

【处　　方】磁石 160 克,紫石英 100 克,阳起石 120 克,白酒 2 500 毫升。

【配　　制】将 3 石粉研成细末,用细纱布袋盛之,放入酒坛内,加白酒密封,浸泡 5～7 日,经常振摇,启封后即可饮用。

【用法用量】口服:每次10～20 毫升,每日 3 次。药袋不必取出,其酒可随饮随加白酒,味淡为止。

【功效主治】3 药有效成分在酒中能充分溶解,具有补肾气、益虚损之功效。用于治疗阳痿早泄、心神不安、惊悸失眠、精神萎靡、少气无力、动则气喘等。

【药方来源】引自《太平圣惠方》

三石酒(2)

【处　　方】磁石 120 克,白石英 150 克,阳起石 90 克,白酒 1 500 毫升。

【配　　制】将 3 石研成碎粒,用水淘洗干净,入布袋,置容器中,加入白酒密封,每日振摇数下,浸泡 7～14 日后,过滤去渣备用。

【用法用量】口服:每次适量温服,每日 3 次。

【功效主治】具有补肾气、疗虚损的功效。主治精神萎靡、少气无力、动则气喘、阳痿、早泄及心神不安的心悸失眠等。

【药方来源】引自《药酒汇编》

(二)养心安神药

远　志

【性味归经】辛、苦,微温。归心、肾、肺经。

【性能特点】本品辛开苦泄,微温通散,入心、肺、肾经。既助心阳、益心气,使胃气上交于心而安神益智,又祛痰而开窍,善治心神不安或痰阻心窍诸证;还可祛痰止咳、消散痈肿,治痰多咳嗽及疮痈肿痛。

【功　　效】宁心安神,祛痰开窍,消散痈肿。

远志酒(1)

【处　　方】远志10克,白酒500毫升。

【配　　制】将远志研成粉末,置于容器中,加入白酒,密封浸泡7日,每日振摇1次,过滤去渣后,即可服用。

【用法用量】口服:每次10～20毫升,每日1次。

【功效主治】具有安神益智、消肿止痛的功效。用于治疗一切痈疽、发背疮、疖毒。

【药方来源】引自《类编朱氏集验医方》

远志酒(2)

【处　　方】远志 100 克,米酒 1 500 毫升。

【配　　制】将远志以米泔水浸洗,去心,研成粉末。每次取 100 克,加入米酒 1 500 毫升,密封浸泡 3~5 日,取其上清液即可服用。

【用法用量】口服:每次 80 毫升,每日 2 次,若急用,每次取药末 10 克,以温酒 100 毫升调和,静置少顷,服其清液,同时以渣外敷于患处。

【功效主治】具有清热解毒的功效。用于治疗一切痈疽、发背疮、疖毒。本药酒也可以治疗失眠症。

【药方来源】引自《本草纲目》

柏 子 仁

【性味归经】甘,平。归心、肾、大肠经。

【性能特点】本品甘平,质润多脂,为平补润燥之品。入心、肾经,能补阴血而养心安神,善治阴血亏虚之虚烦不眠;入大肠经,能润肠燥而通便,可治阴血亏虚之肠燥便秘。

【功　　效】养心安神,润肠通便。

【使用注意】本品质润滑肠,故大便溏薄者慎服。

柏子仁酒

【处　　方】柏子仁(生研)、鸡屎白(炒)各 50 克,生姜 25 克,白酒1 000毫升。

【配　　制】将前3味药研细筛，共炒至焦色，趁热投入白酒1 000毫升中，候凉去渣备用。

【用法用量】口服：每次空腹服5～10毫升，每日早晚各1次。

【功效主治】具有祛风解毒、养血安神的功效。主治中风失声不语。

【药方来源】引自《圣济总录》

四补酒

【处　　方】柏子仁、何首乌、肉苁蓉、牛膝各15克，白酒500毫升。

【配　　制】将前4味药研碎，置容器中，加入白酒密封，每日振摇1次，浸泡20日后，过滤去渣即成。

【用法用量】口服：每次10～20毫升，每日2次。

【功效主治】具有益气血、补五脏、悦颜色的功效。主治气血不足、面色无华、心慌气短等。

【药方来源】引自《药酒汇编》

十五、平肝息风止痉药

天 麻

【性味归经】甘，平。归肝经。

【性能特点】本品甘缓不峻，性平不偏，质润不燥，专归于肝。善息风止痉、平抑肝阳，治肝阳、肝风诸证，无论寒热虚实皆宜；能祛风通络，治痹痛肢麻与手足不遂。

【功　　效】息风止痉，平抑肝阳，祛风通络。

天麻四虫酒

【处　　方】蝉蜕 180 克，天麻、白僵蚕各 9 克，蜈蚣 2 条，全蝎、琥珀各 6 克，黄酒 250 毫升。

【配　　制】将上述 6 味药用黄酒煎煮后，过滤去渣即成。

【用法用量】口服：上述所得药酒 1 次顿服，每日 1 次。汗出即愈。

【功效主治】具有祛风止痉的功效。用于治疗破伤风。

【药方来源】引自《正骨经验汇萃》

天麻酒

【处　　方】天麻、牛膝、制附子、杜仲各 10 克，白酒 1 500毫升。

【配　　制】将上述前 4 味药切碎，装入布袋，置于容器中，加入白酒，密封浸泡后，过滤去渣即成。

【用法用量】口服：每次温服 5～10 毫升，每日 2～3 次。

【功效主治】具有祛风通络、温肾壮腰的功效。用于治疗妇女风寒湿痹、半身不遂。

【药方来源】引自《普济方》

地　龙

【性味归经】咸，寒。归肝、肺、膀胱经。

【性能特点】本品咸寒清泄，通利走窜。入肝经，能清热息风而止痉；入肺经，能清肺泄热而平喘；走经络，能通络；入膀胱经，能利尿。

【功　　效】清热息风，平喘，通络，利尿。

【使用注意】本品性寒，故脾胃虚寒或内无实热者慎服。

地龙酒

【处　　方】干地龙(鲜品加倍)400 克，54°白酒 1 500 毫升。

【配　　制】将干地龙除去杂质，研碎后，放置于干净的玻璃瓶中，倒入白酒，密封浸泡 72 小时以上，每日振摇 2 次，过滤去渣即成。

【用法用量】口服：每次10毫升，每日3次。

【功效主治】具有清热、平肝、降血压的功效。主治高血压。对原发性高血压疗效尤佳。

【药方来源】引自《简易良方》

地龙酊

【处　　方】鲜地龙30克，生茶叶10克，75%乙醇200毫升。

【配　　制】将上述前2味药置于容器中，加入乙醇，密封浸泡3～5日后，过滤去渣即成。

【用法用量】外用：每次取此药酊少许倒入手心，揉擦患处，每日3～4次。

【功效主治】具有消炎解毒、祛风通络的功效。用于治疗痱子。

【药方来源】引自《辽宁中医杂志》

十六、开窍药

麝香

【性味归经】辛,温。归心、脾经。

【性能特点】本品辛香走窜,温通行散,入心、脾经,善开通窍闭。既为开窍醒神之良药,治闭证神昏无论寒热皆宜,又为活血通经、止痛之佳品,治瘀血诸证无论新久皆可。此外,取其活血通经之功,还常用于疮肿、死胎及胞衣不下等。

【功　　效】开窍醒神,活血散结,止痛,催产。

【使用注意】本品走窜力强,妇女月经期及孕妇忌用。

麝香酊

【处　　方】麝香1克,75%酒精10毫升。

【配　　制】将麝香溶于酒精中,在密封的玻璃瓶内贮存7日即成。

【用法用量】外用:先用消毒棉签将耳内脓拭净,取酊剂滴入耳内,每次2～4滴,然后用消毒棉球塞于外耳道,隔日1次。

【功效主治】具有芳香辟秽、解毒排脓的功效。主治脓耳、中耳炎等。

【药方来源】引自《麝香配治疗脓耳》

麝香夜牛酒

【处　　方】麝香9克，夜明砂60克，牛黄3克，白酒150毫升。

【配　　制】将前3味置容器中，加入白酒浸泡。

【用法用量】口服：适量饮用。

【功效主治】具有消炎散结，芳香止痛的功效。主治食管癌疼痛。

【药方来源】引自《湖北科技》

冰　片

【性味归经】辛、苦，微寒。归心、脾、肺经。

【性能特点】本品辛香走窜，微寒清泄，入心、脾、肺经，与麝香同功，为凉开之品。内服开窍醒神，为治神昏窍闭之要药；外用消热止痛、消肿生肌，为治热毒肿痛之良药。

【功　　效】开窍醒神，清热止痛。

【使用注意】本品辛香走窜，故孕妇慎服。

冰片酊

【处　　方】冰片30克，白酒500毫升。

【配　　制】将冰片放入白酒中充分溶解后，备用。

【用法用量】外用：用棉签蘸药酒擦疼痛部位，10～15分钟见效。

【功效主治】具有消肿止痛，解毒散火的功效。主治肝癌晚期癌痛，以及水火烫伤，毒虫叮咬，红肿疼痛。

【药方来源】引自《中国医药报》

冰片大黄酊

【处　　方】冰片、生大黄各10克，75%乙醇100毫升。

【配　　制】将上述前2味药分别研碎，置于容器中，加入乙醇，浸泡2小时后，即可使用。

【用法用量】外用：先用肥皂洗净患处，再用温水洗净肥皂液，然后用消毒棉签蘸药液外擦患处，每日擦1～2次。切忌口服。

【功效主治】具有清热解毒、散瘀止痛的功效。用于治疗暑疖。

【药方来源】引自《四川中医》

石菖蒲

【性味归经】辛、苦，温。归心、胃经。

【性能特点】本品辛散苦泄，芳香温通，归心、胃经。既善化痰湿、开窍闭，治痰湿蒙闭心窍诸证，又能宁心神、和胃气，治心气亏虚之心悸失眠、健忘恍惚，以及湿浊中阻与噤口痢等证。

【功　　效】开窍宁神，化湿和胃。

【使用注意】辛温香散，易伤阴耗气，故阴亏血虚及精滑多汗者慎服。

石菖蒲酒

【处　　方】鲜石菖蒲 1 500 克，黄米 5 000 克，白酒 5 000毫升。

【配　　制】先将鲜石菖蒲洗净，切成薄片，晒干，用双层脱脂纱布包裹，放入酒坛内，注入白酒，加盖密封，3 日振摇 1 次，100 日后启封，滤出药酒，色如绿菜。再将黄米在笼内蒸熟，放入干净酒坛内，注入上述药酒，加盖密封 14 日，启封滤出药酒，去除黍米，装瓶备用。

【用法用量】口服：每次 15～20 毫升，每日 2 次。

【功效主治】具有开窍醒神、化湿和胃的功效。主治湿浊蒙蔽清窍所致的神志昏乱、失眠健忘、胸腹胀闷疼痛、关节肌肉疼痛、肢体麻木不仁、半身不遂等。

【药方来源】引自《万氏家抄方》

菖蒲酒

【处　　方】石菖蒲 500 克，黄米 5 000 克，酒曲 500 克。

【配　　制】将石菖蒲去除杂质，加水1 000毫升煎煮，煎取 1 200 毫升。再将黄米加水煮成米饭，待温度降至 30℃左右时，拌入酒曲、石菖蒲药液，拌和均匀，置于瓷瓶内，密封酿酒，待 21 日酒熟后，压去酒糟，滤取药酒即成。

【用法用量】口服：每次饭前空腹温服 50～100 毫升，日服 3 次，以愈为度。

【功效主治】具有活血、通经、止痒的功效。用于治疗一切癣症。

【药方来源】引自《圣济总录》

十七、补虚药

(一)补气药

人　参

【性味归经】甘、微苦,微温。归脾、肺经。

【性能特点】本品甘而微苦,微温而不甚燥热,药力强大,为补气强身之要药。既善大补元气,治气虚欲脱,又善补脾肺之气,治脾肺气虚诸证;还能补气而生津、安神、益智,治津伤口渴、消渴、心神不安、惊悸健忘等。

【功　　效】大补元气,补脾益肺,生津止渴,安神益智。

【使用注意】为保证人参的补气药效,服用人参时不宜饮茶水和吃白萝卜。因属补虚之品,邪实而正不虚者忌服。反藜芦,畏五灵脂,恶莱菔子、皂荚,均忌同用。

人参酒

【处　　方】人参 60 克,米酒 500 毫升。

【配　　制】将人参均匀切成薄片,装瓶用米酒浸泡,密封瓶口,每日摇晃 1 次,21 日后滤出药液即成。

【用法用量】口服:每次 30～50 毫升,用蜂蜜(棉花蜜为佳)30 毫升调服,每日 1～2 次。

【功效主治】具有益气安神的功效。主治低血糖、元气不足、劳伤、虚损诸证均可应用。

【药方来源】引自《本草纲目》

人参葡萄酒

【处　　方】人参 20 克,葡萄 100 克,白酒 500 毫升。

【配　　制】将人参切碎,葡萄绞汁,同置容器中,加白酒,密封浸泡 7 日,每日振摇 1～2 次,去渣留液。

【用法用量】空腹口服,每次 10 毫升,每日 2 次。

【功效主治】具有补气血,益脾胃的功效。主治体虚气弱,腰酸乏力,食欲缺乏,心悸,盗汗,干咳劳嗽。

【药方来源】引自《民间百病良方》

白人参酒

【处　　方】白人参 30 克,白酒 500 毫升。

【配　　制】将白人参切片,置容器中,加入白酒 500 毫升,密封,每日振摇 1 次,浸泡 7 日即可服用。

【用法用量】口服:每次 10 毫升,每日 2 次。

【功效主治】具有大补元气、补脾益肺、生津固脱、安神益智的功效。主治久病气虚、食欲缺乏、自汗乏力、津伤口渴、神经衰弱、疲倦心悸、阳痿等。

【药方来源】引自《药酒汇编》

人参蛤蚧酒

【处　　方】人参 9 克,蛤蚧 1 对,低度白酒1 000毫升。

【配　　制】将上药焙干研碎,纳纱布袋内,置容器中,加入低度白酒，密封浸泡7日后即可取用，待用1/3量后，再添白酒至足量即可。

【用法用量】口服：每次空腹服20～30毫升，每日早晚各服1次。

【功效主治】具有补肺肾、定喘咳的功效。主治久咳肺肾两虚、咳嗽气短、动则喘甚、言语无力、声音低微。

【药方来源】引自《卫生宝鉴》

人参首乌酒

【处　　方】人参30克，制何首乌60克，白酒500毫升。

【配　　制】将上药切碎，共研为粗末，装纱布袋中，扎口，置于净容器中，白酒浸泡14日后过滤去渣取液，装瓶备用。

【用法用量】口服：每次10毫升，每日3次。

【功效主治】具有补气养血，益肾填精的功效。主治眩晕耳鸣、健忘心悸、神疲倦怠、失眠多梦、低血压、神经衰弱、脑动脉硬化等病。

【药方来源】引自《临床验方集》

人参大补酒

【处　　方】人参5克，熟地黄25克，枸杞子90克，冰糖100克，白酒2 500毫升。

【配　　制】将人参去芦头，烘软，切片；枸杞子除去杂质，与人参，熟地黄同放入酒坛，倒入白酒，加盖密封坛口，每日振摇2次，浸泡15日后，过滤去渣，再加入冰糖浸泡10日即成。

【用法用量】口服:每次15～20毫升,每日2次。

【功效主治】具有大补气血、安神、明目的功效。主治再生障碍性贫血。

【药方来源】引自《和剂局方》

三圣酒

【处　　方】人参、山药、白术各45克,米酒1 000毫升。

【配　　制】将上述3药粉碎成粗末,装入细纱布袋,放入泡酒坛中,加米酒1 000毫升,待药浸透后加盖密封,放阴凉处浸泡7～10日,每日振摇酒坛1次,以促进中药成分溶出。启封后提出药袋,挤净内含的酒液,澄清装瓶,备用。

【用法用量】口服:每次空腹温饮10～20毫升,每日3次。

【功效主治】具有大补元气、健脾和胃、生津止渴之功效。用于治疗体虚气弱、面黄肌瘦、气短心慌、食欲缺乏等。

【药方来源】引自《圣济总录》

回春酒

【处　　方】人参30克,鲜荔枝肉1 000克,白酒2 500毫升。

【配　　制】将人参去除杂质及头芦,用凉开水快速淘净,沥干,切成薄片,与鲜荔枝肉一同放进洁净小口瓷坛内,注入白酒浸泡,密封坛口,每日振摇3～5次,7日后即可服用。

【用法用量】口服:每次10～15毫升,每日2次,早晚服用。

【功效主治】具有健脾益气、抗老驻颜的功效。主治虚烦失眠、体弱神疲、容颜无华、肌肤不润等。

【药方来源】引自《同寿录》

人参天麻酒

【处　　方】人参、牛膝、天麻各15克，炙黄芪30克，白酒1 000毫升。

【配　　制】将上4味药共研为粗末，装入纱布袋，扎口，放入装白酒的瓶中浸泡14日后，取出药袋，压榨取液，将榨取液与药酒混合，静置，过滤后装瓶备用。

【用法用量】口服：每次10毫升，每日2～3次。

【功效主治】具有补气健脾、舒筋活络的功效。主治气虚血少、肢体麻木、筋脉拘挛或病后体虚等。

【药方来源】引自《临床验方集》

益智酒

【处　　方】人参9克，猪板油90克，白酒1 000毫升。

【配　　制】将猪板油（切碎）置锅内熬油，去渣，与人参（研末）同置容器中，加入白酒，密封浸泡21日后，去渣即成。

【用法用量】口服：每次15毫升，每日2次。

【功效主治】具有开心益智、聪耳明目、润肌肤的功效。主治记忆力减退、面色无华、耳聋眼花及内热疾病。

【药方来源】引自《民间百病良方》

人参山鸡补酒

【处　　方】人参50克，茯苓、白术、鸡肉、麻雀各100

克，白酒1 500毫升。

【配　　制】将上5味药置容器内，加入白酒，密封浸泡1个月即可取用。

【用法用量】口服：每次10～15毫升，每日2次，早晚温服。

【功效主治】具有大补气血，强筋壮骨的功效。主治素体虚弱，产后、病后虚损，气血不足。

【药方来源】引自《集验中成药》

人参地黄酒

【处　　方】人参15克，熟地黄60克，蜂蜜100克，白酒1 000毫升。

【配　　制】将上2味药切成薄片，一同置入干净容器中，加入白酒，密封浸泡，14日后开封，过滤去药渣，再加蜂蜜，搅拌均匀，静置过滤，贮瓶备用。

【用法用量】口服：每次15毫升，每日2次。

【功效主治】具有气血双补、扶羸益智的功效。主治气血不足、面色无华、头晕目眩、神疲气短、心悸失眠、记忆力减退等症。

【药方来源】引自《景岳全书》

人参枸杞酒

【处　　方】人参10克，枸杞子70克，熟地黄20克，冰糖80克，米酒1 000毫升。

【配　　制】将上述3味药研成粗末，放入净瓷坛内，加米酒搅拌均匀，加盖密封，放阴凉处浸泡，每日振摇以促进药中有效成分溶出，7～10 日启封，过滤除渣，加入冰糖搅拌溶解后，澄清装瓶备用。

【用法用量】口服：每次 30～50 毫升，每日 2 次。

【功效主治】具有补气养血、滋补肺肾、益精明目之功效。主治劳伤虚损、少食倦怠、惊悸健忘、头痛眩晕、阳痿、腰膝酸痛等。

【药方来源】引自《中国药膳学》

人参姜蜜酒

【处　　方】人参 80 克，鲜姜 80 克，蜂蜜 100 克，米酒 1 800毫升。

【配　　制】将人参、鲜姜研成粗末，放入酒坛内，加米酒搅拌均匀，加盖密封，放阴凉处浸泡 7～10 日，经常摇动起搅拌作用，促进中药有效成分溶于酒内，启封后滤去药渣，加蜂蜜搅拌溶解，澄清装瓶备用。

【用法用量】口服：可随餐适量饮用，酒量不大者可加温水冲稀饮用。

【功效主治】具有补气健脾、解肌散寒、润肠通便之功效。用于补益养身。

【药方来源】引自《浙江中医杂志》

生脉益气酒

【处　　方】人参 36 克，麦冬 100 克，五味子 60 克，白酒1 000毫升。

【配　　制】将麦冬去心，与人参、五味子共研成粗末，置于瓷坛内加白酒搅拌均匀，密封浸泡 7～10 日，启封滤去药渣，澄清装瓶备用。

【用法用量】口服：每日早晨饮用 10～20 毫升。

【功效主治】具有补气健脾、养阴生津、涩肠敛汗、宁心安神的功效。主治暑热伤气所致的汗出淋漓、体倦乏力、久咳虚喘、痰少气短、口渴脉虚等。

【药方来源】引自《内外伤辨惑论》

党　参

【性味归经】甘，平。归脾、肺经。

【性能特点】本品甘补而平，不燥不腻，入脾、肺经。补气之力逊于人参，多用于脾肺气虚之轻症；又兼生津、养血，可治津亏、血虚等证。

【功　　效】补中益气，生津养血。

【使用注意】本品虽性平，但甘补，故实热证不宜服。

党参酒

【处　　方】党参（老参）40 克，白酒 500 毫升。

【配　　制】选用粗大连须的老条党参，将其拍出裂缝或切成小段，置容器中，加入白酒，密封浸泡 7～14 日后即可开封取用。

【用法用量】口服：每次空腹服 10～15 毫升，每日早晚各服 1 次；或随量饮之，佐膳更佳。

【功效主治】具有健脾益气的功效。主治脾虚泄泻、肢冷、食欲缺乏、体倦乏力；肺虚气喘、息短、声音低微、懒言短气；血虚萎黄、头晕心慌；热性病后津液耗伤、口渴等。

【药方来源】引自《药酒汇编》

党参枸杞酒

【处　　方】党参、枸杞子各 25 克，米酒 500 毫升。

【配　　制】将前 2 味药研粗碎，置容器中，加入米酒，密封浸泡 7 日，去渣留液。

【用法用量】口服：每次 10 毫升，每日 3 次。

【功效主治】具有补气健脾、养肝益胃的功效。主治脾胃气虚、面色萎黄、食欲缺乏、肢体倦怠、腰酸头晕等。

【药方来源】引自《民间百病良方》

双参酒(1)

【处　　方】党参 40 克，人参 10 克，白酒 500 毫升。

【配　　制】将前 2 味药切成小段（或不切），置容器中，加入白酒，密封浸泡 7 日后即可服用。

【用法用量】口服：每次 15～30 毫升，每日早晚各 1 次。

【功效主治】具有健脾益气的功效。主治脾胃虚弱、食欲缺乏、体倦乏力、肺虚气喘、血虚萎黄、津液不足等症。慢性贫血、白血病、佝偻病等及老年体虚者可经常服用。

【药方来源】引自《药酒汇编》

参芪酒

【处　　方】党参 45 克，黄芪 90 克，米酒 1 000 毫升。

【配　　制】将上 2 味药研碎成粗末，放入瓷坛中，加米酒搅拌润湿，加盖密封，放阴凉处浸泡 7～10 日，每日摇动酒坛 1 次，启封后过滤去药渣，澄清装瓶，备用。

【用法用量】口服：每次20～30毫升，每日3次。

【功效主治】具有补气健脾、养血生津的功效。主治气虚乏力、面黄肌瘦、血虚萎黄等。

【药方来源】引自《全国中成药处方集》

参桂养荣酒

【处　　方】党参160克，肉桂25克，蔗糖800克，白酒2 500毫升。

【配　　制】将上2味药加工成粗末，放入净瓷坛中，加白酒搅拌均匀，加盖密封，浸泡5～7日，经常振摇搅拌，促进有效成分溶出，启封加入蔗糖，搅拌溶解，过滤除去药渣，澄清装瓶，备用。

【用法用量】口服：每次20～30毫升，每日2次。

【功效主治】具有补中益气、散寒止痛之功效。主治气血亏虚、腰膝冷痛等。

【药方来源】引自《新编中成药》

乌鸡参归酒

【处　　方】嫩乌鸡1只，党参、当归各60克，白酒1 000毫升，水1 000毫升。

【配　　制】将乌鸡宰杀煺毛，去肠杂等；再将党参、当归洗净，切碎，纳入鸡腔内，用白酒和水煎煮鸡，酒、至酒、水减半，取出鸡，贮药酒备用。

【用法用量】口服：每次50～100毫升，兼食鸡肉，每日早晚各服1次。

【功效主治】具有补虚养身的功效。主治虚劳体弱羸瘦、气短乏力、脾肺俱虚、精神倦怠等。

【药方来源】引自《民间百病良方》

黄　芪

【性味归经】甘，微温。归脾、肺经。

【性能特点】本品甘温升补，入脾、肺经，主以扶正气，兼能除水邪。既善补中气、升举清阳，又善补肺气、益卫固表，还能托疮毒、利水消肿。此外，通过补气又能生血、摄血、生津、行滞，治血虚萎黄、气不摄血之崩漏便血、气津两伤之消渴、气虚血滞之痹痛麻木和半身不遂等。

【功　　效】补气升阳，益卫固表，托毒生肌，利水消肿。

【使用注意】本品甘温升补止汗，易于助火敛邪，故表实邪盛、气滞湿阻、食积内停、阴虚阳亢、疮痈毒盛者，均不宜服。

黄芪酒(1)

【处　　方】黄芪 60 克，黄酒 500 毫升。

【配　　制】将黄芪研碎，置容器中，加入黄酒，每日振摇 1 次，密封浸泡 7 日，去渣留液。

【用法用量】口服：每次 20～30 毫升，每日早晚各服 1 次。

【功效主治】具有补气健脾，固表止汗的功效。主治脾胃虚弱，食少纳呆，消化不良，心悸气短，四肢无力，体虚多汗，气虚脱肛。

【药方来源】引自《药酒汇编》

黄芪酒(2)

【处　　方】黄芪60克，党参、升麻各15克，米酒500毫升。

【配　　制】将前3味药切碎，置容器中，加入米酒，密封浸泡7日，去渣留液。

【用法用量】口服：每次20～30毫升，每日2～3次。

【功效主治】具有益气升提的功效。主治气虚脱肛。

【药方来源】引自《药酒汇编》

白　术

【性味归经】甘、苦，温。归脾、胃经。

【性能特点】本品甘温苦燥，入脾、胃经，主以温补扶正，兼能祛除水湿。善补气健脾、燥湿利水、止汗、安胎，治脾胃气虚、脾虚水肿、痰饮、表虚自汗及胎动不安。

【功　　效】补气健脾，燥湿利水，止汗，安胎。

【使用注意】本品苦燥伤阴，故津亏燥渴、阴虚内热者不宜服。

白术酒(1)

【处　　方】白术3 500克，糯米6 000克，酒曲2 500克。

【配　　制】将白术去除杂质，用凉开水快速淘洗，晒干为末，用纱布袋盛，扎紧袋口，以江水15 000升煎2次，每次

45 分钟，合并 2 次煎液，共得 8 000 毫升药液。再将糯米加水煮成稀米饭，与白术煎液混合，待温度降至 30℃左右时，拌入酒曲，调和均匀，置瓷瓮内，加盖密封。21 日酒熟，压去酒糟，滤取药酒，瓶装备用。

【用法用量】口服：每次 30～50 毫升，每日 3 次，随饭服用。

【功效主治】具有健脾和胃、益气生血、却病延年的功效。主治须发早白、胃脘疼痛、食欲缺乏、面黄憔悴等。

【药方来源】引自《太平圣惠方》

白术酒(2)

【处　　方】白术 100 克，白茯苓 50 克，黄酒 1 500 毫升。

【配　　制】将上述 2 味药去除杂质，以凉开水快速淘洗，沥去水液，晒干，共研为粗末，以纱布包置入酒坛内，入黄酒密封，隔水煮沸 6 小时，取出放置 5～7 日后去除药渣，滤取酒液，装瓶备用。

【用法用量】口服：每次 40 毫升，每日 3 次，空腹服用。

【功效主治】具有健脾燥湿、和中祛痰的功效。主治消化不良、食少腹胀、泄泻等。

【药方来源】引自《本草纲目》

二 术 酒

【处　　方】白术、苍术各 106 克，白酒 400 毫升，水 400 毫升。

【配　　制】将二术切碎，置砂锅中加水 400 毫升煮取

300 毫升，离火置容器中，加入白酒，密封浸泡 7 日后，过滤去渣，备用。

【用法用量】口服：每次 30～50 毫升，每日 3 次，或随时随量饮之，勿醉。

【功效主治】具有健脾胃、助消化、消胀止泻的功效。主治脾虚所致的食欲缺乏、消化不良、胸腹胀满、泄泻等。

【药方来源】引自《临床验方集》

术苓忍冬酒

【处　　方】白术、白茯苓、甘菊花各 60 克，忍冬叶 40 克，白酒 1 500 毫升。

【配　　制】将前 4 味药共研为粗末，入布袋，置容器中，加入白酒，密封浸泡 7 日后，开封，再添加冷开水1 000毫升备用。

【用法用量】口服：每次空腹温服 20～40 毫升，每日 2 次。

【功效主治】具有健脾燥湿，清热平肝的功效。主治脾虚湿盛、脘腹痞满、心悸、目眩、腰脚沉重等。

【药方来源】引自《百病中医药酒疗法》

白术黑豆酒

【处　　方】白术 45 克，黑豆 10 克，独活 30 克，黄酒 300 毫升。

【配　　制】将前 3 味药研碎，置砂锅中，加黄酒，煎至减半，去渣留液。

【用法用量】温饮，每日 4 次，每次 1/4 剂，得汗即愈。

【功效主治】具有健脾补虚、祛风止痉的功效。用于治疗产后风痉、遍身强直、口噤不开、不能言语。

【药方来源】引自《妇人大全良方》

山 药

【性味归经】甘,平。归脾、肺、肾经。

【性能特点】本品甘平补虚,归脾、肺、肾经,虽药力平和,但兼涩敛之性。可平补气阴,为治气虚或气阴两虚之佳品;又可滋阴益气而生津,为治肾阴虚及消渴所常用;还可固精止带,为治肾虚不固之要药。

【功　　效】益气养阴,补脾肺肾,固精止带。

【使用注意】本品养阴收敛助湿,故湿盛中满者不宜服。

山药酒

【处　　方】山药500克,山茱萸、五味子各20克,人参10克,高粱白酒2 500毫升。

【配　　制】前4味药去除杂质,分别用凉开水快速淘洗干净,沥干。山药浸润切片,人参切碎如豆大,然后与山茱萸、五味子一起同置瓷坛内,用高粱白酒2 500毫升浸泡,密封坛口,每日振摇3～5次。1月后启封,去除药渣,滤取药酒,装瓶备用。

【用法用量】口服:每次15～20毫升,每日2次,早晚空腹温服。

【功效主治】具有补肺健脾、益肾固本的功效。主治肺虚咳喘、头目眩晕。可辅助治疗糖尿病及遗精、早泄、小便频数等。

【药方来源】引自《本草纲目》

山药茱萸酒

【处　　方】怀山药 100 克，山茱萸 30 克，五味子、人参各 10 克，白酒1 000毫升。

【配　　制】将前 4 味药研碎，置容器中，加入白酒，密封，浸泡 15 日后，过滤去渣即成。

【用法用量】口服：每次 15～20 毫升，每日 2 次。

【功效主治】具有益精髓、健脾胃的功效。主治体质虚弱、头晕目眩、心悸怔忡、失眠多梦、遗精、早泄、盗汗等。

【药方来源】引自《药酒汇编》

甘　草

【性味归经】甘，平。归脾、胃、肺、心经。

【性能特点】本品味甘性平，主入脾、肺经，兼入胃、心经。既益气补中，又缓急止痛、缓和药性，还可祛痰止咳、解毒。蜜炙平而偏温，补气缓急力强；生用平而偏凉，能泻火解毒。

【功　　效】益气补中，祛痰止咳，解毒，缓急止痛，缓和药性。

【使用注意】本品味甘，易助湿壅气，故湿盛中满者不宜服。反大戟、甘遂、芫花、海藻，均忌同用。大剂量服用甘草，易引起水肿，故不宜大量久服。

甘草酒(1)

【处　　方】甘草50克，甘油100毫升，70%～75%乙醇100毫升。

【配　　制】将甘草洗净，研为粗末，放入玻璃瓶中，加入乙醇，密封浸泡36小时，过滤去渣后，加入甘油，充分混合，装瓶即可使用。

【用法用量】外用：用棉球蘸药液搽患处，每日3次，7～10日为1个疗程。

【功效主治】具有调和气血、滋润皮肤的功效。用于治疗慢性湿疹、接触性皮炎、手足癣、掌跖角化病、经闭期角化病、皮脂缺乏、鱼鳞病等引起的手足脱皮、皲裂。

【药方来源】引自《甘草酒治疗手足脱皮皲裂》

甘草酒(2)

【处　　方】甘草(炙)、升麻、沉香(挫)各18克，淡豆豉56克，麝香(另研)18克，黄酒1 000毫升。

【配　　制】将上述前4味药材粗捣过筛，装入纱布袋内，扎紧袋口，放黄酒中慢火煎至500毫升，待冷，加入麝香，即可服用。

【用法用量】口服：每次服用50毫升，日服2次，早、晚饭前温服。

【功效主治】具有润肺解毒、调理气血的功效。用于治疗疮疡肿毒、头痛如刺等。

【药方来源】引自《中国食疗大典》

复方甘草酊

【处　　方】甘草60克，黄柏、连翘各20克，冰片5克，肉桂适量，75%乙醇600毫升。

【配　　制】将甘草、黄柏、连翘研成粗粉，用乙醇润湿4小时后，渗漏酊剂500毫升，再加入冰片、肉桂后，即可使用。

【用法用量】外用：用时先将药液摇匀，每日3次擦患处。若痤疮带有黑头，可先在患处用乙醇棉球消毒，用三棱针挑破黑头，再挤出粉刺，使小米样或米粒样白色脂栓排除，再搽用药酊。

【功效主治】具有清热解毒、活血散结的功效。用于治疗痤疮。

【药方来源】引自《应用复方甘草酊治疗痤疮》

西　洋　参

【性味归经】苦、微甘，凉。归心、肺、肾经。

【性能特点】本品苦凉清泄，微甘能补，入心、肺、肾经，为凉补之品。既善补气养阴，又善清火生津，主治气阴两虚或阴虚津伤诸证，兼热者尤宜。

【功　　效】补气养阴，清火生津。

【使用注意】本品性寒，能伤阳助湿，故阳虚内寒及寒湿者慎服。

西洋参酒

【处　　方】西洋参 60 克，白酒1 000毫升。

【配　　制】将西洋参切碎，置容器中，加入白酒，密封浸泡，每日振摇 1 次，14 日后即可取用。酒尽添酒，味薄即止。

【用法用量】口服：每次 15 毫升，每日 2 次。

【功效主治】具有益气养阴、生津止渴的功效。主治少气口干、疲乏无力、声音嘶哑、肺虚久咳、咯血等。

【药方来源】引自《药酒汇编》

双参酒(2)

【处　　方】西洋参 30 克，沙参、麦冬各 20 克，黄酒 800 毫升，凉开水 200 毫升。

【配　　制】将上述 3 味药研碎，置容器中，加入黄酒，以文火煮沸，取下待冷后，密封，每日振摇 1 次，浸泡 7 日后开封，加入凉开水 200 毫升，搅匀过滤备用。

【用法用量】口服：每次 20 毫升，每日 2 次。

【功效主治】具有补气养阴、清热生津、润肺止咳的功效。主治烦热口渴、口干舌燥、津液不足、肺虚燥咳、体倦神疲等。

【药方来源】引自《药酒汇编》

玉灵酒

【处　　方】西洋参 50 克，龙眼肉 100 克，冰糖 200 克，米酒1 000毫升。

【配　　制】将西洋参粉碎后用纱布盛之，同龙眼肉、冰糖一起放入坛中，加米酒浸泡，2～3 周开盖，提出纱布袋，挤出所含酒液，即可饮酒食龙眼。

【用法用量】每日临睡前饮用 20～30 毫升。

【功效主治】具有补气血、益心脾之功效。用于治疗心慌气短、失眠多梦等，尤其适合老年人失眠多梦、气短、疲倦、多汗的治疗。

【药方来源】引自《随息居饮食谱》

刺五加

【性味归经】甘、辛、微苦，温。归脾、肾、心经。

【性能特点】本品甘补辛散，苦泄温通。入脾经善补气健脾，入肾经善益肾强腰，入心经善养心安神，走脉络善活血通络。

【功　　效】补气健脾，益肾强腰，养心安神，活血通络。

【使用注意】本品甘苦辛温，能伤阴助火，故阴虚火旺者慎服。

刺五加酒

【处　　方】刺五加 60 克，白酒 500 毫升。

【配　　制】将刺五加切碎成粗末，入布袋，置容器中，加酒，密封浸泡 14 日，去渣留液。

【用法用量】口服：每次 20～30 毫升，每日 1 次。

【功效主治】具有益气强身、延年益寿的功效。主治体质虚弱、机体抗病能力和应变能力差。

【药方来源】引自《本草纲目》

大枣

【性味归经】甘，温。归脾、胃经。

【性能特点】本品甘温，能补能缓，入脾、胃经。既补中益气，又养血安神，为气血双补之品。与峻烈之品同用，能调和药性、健脾护胃。

【功　　效】补中益气，养血安神，缓和药性。

【使用注意】本品甘温，易助湿生热，令人中满，故湿盛中满、食积、虫积、龋齿作痛及痰热咳嗽者忌服。

羊胰大枣酒

【处　　方】羊胰(切细)3具，大枣100枚，白酒6 000毫升。

【配　　制】将上2味药洗净，放入瓶中，加白酒密封浸泡30日，滤取酒液，装瓶备用。

【用法用量】口服：每次15毫升，每日2次。

【功效主治】具有理气润燥、止咳平喘的功效。主治老年咳喘。

【药方来源】引自《肘后备急方》

猪胆酒

【处　　方】猪胆(新鲜品)3具，大枣100枚，白酒1 000毫升。

【配　　制】将猪胆与大枣放入白酒中浸泡，加盖密封。每日摇晃1次，冬季浸10日，夏季浸5日，春秋浸7日。然后滤取酒液，并将药渣用洗净的白棉布包裹，挤尽药液，与药酒混合，装瓶备用。

【用法用量】口服：每次10～15毫升，每日2次，连服15日。

【功效主治】具有健脾益肺、化痰止咳的功效。主治咳嗽吐痰、胸胁支满、喘息上气等。

【药方来源】引自《千金要方》

胰枣酒

【处　　方】猪胰3具，大枣30枚，白酒1 000毫升。

【配　　制】将猪胰用清水冲洗干净，与大枣一起放入白酒中，密封浸泡，夏季浸1日，冬季浸5日，春秋浸3日，滤取酒液，装瓶备用。置阴凉处保存，以防变质。

【用法用量】口服：每次5～10毫升，每日3次。

【功效主治】具有补肺健脾、益气消痰的功效。主治老年人上气喘急、坐卧不安、支气管哮喘等。

【药方来源】引自《寿亲养老新书》

黑豆红枣酒

【处　　方】黑豆500克，大枣10枚，黄酒1 500毫升。

【配　　制】将上述2味药去除杂质，用凉开水快速淘洗，晒干。黑豆炒至焦香。研成粗末；大枣去核，与黑豆一同装入5个生绢袋（或纱布袋）内，扎紧袋口，放进瓷坛内，用黄酒浸泡，密封坛口。将酒坛放入水中，使水淹没坛的4/5，坛口露出水面，加热煮沸 4～6 小时，取下停放 5～7 日，每日振摇 3～5 次，滤出药酒，装瓶备用。

【用法用量】口服：每次 30～50 毫升，每日 2 次，早晚空腹温服。

【功效主治】具有补肝肾、益气血、强筋骨的功效。主治气血虚弱引起的产后身痛、男女肾虚尿频、腰腿酸痛无力、肾虚眩晕等。

【药方来源】引自《中华养生药增大典》

脂枣酒

【处　　方】大枣 250 克，羊脂 25 克，糯米酒 1 500 毫升。

【配　　制】先将大枣洗净，煮软后去水，加入羊脂和糯米酒，煮沸后待冷，置容器中，密封浸泡 3 日后去渣即成。

【用法用量】口服：每次 15 毫升，每日 2 次。

【功效主治】具有补虚健脾的功效。主治消渴、久病体虚、食欲缺乏等。

【药方来源】引自《民间百病良方》

蜂　蜜

【性味归经】甘，平。归脾、肺、大肠经。

【性能特点】本品甘平补润，入脾、肺、大肠经。补中缓急，可治脾胃虚弱、脘腹疼痛；润肺止咳，可治肺虚咳嗽、燥咳；还润肠、解毒，可治肠燥便秘、疮疡、烫伤。

【功　　效】补中缓急，润肺止咳，滑肠通便，解毒。

【使用注意】本品甘润滑腻，易助湿滞气，令人中满，故温盛中满、痰多咳嗽及大便稀溏者忌服。

蜜　酒

【处　　方】蜂蜜 100 毫升，白酒 150 毫升。

【配　　制】将蜂蜜与白酒装入玻璃瓶中，搅混均匀，加盖密封，即可使用。

【用法用量】口服：每次饭前服用 25 毫升，每日 3 次。

【功效主治】具有益脾和营、祛风止痒的功效。用于治疗隐疹、瘙痒不止。

【药方来源】引自《圣济总录》

金橘酒

【处　　方】金橘 600 克，蜂蜜 120 克，白酒 1 500 毫升。

【配　　制】将金橘洗净，晾干，拍松或切瓣，与蜂蜜同放于白酒中，加盖密封，浸泡 2 个月即成。

【用法用量】口服：每次 15～20 毫升，每日 2 次。

【功效主治】具有理气解郁、开胃的功效。主治食欲缺乏、食滞胃呆、咳嗽痰稀白等。

【药方来源】引自《药酒汇编》

百花精英养生酒

【处　　方】蜂蜜1 000毫升，红曲 30 克，水 2 500 毫升。

【配　　制】将蜂蜜与水混合，加入红曲搅匀，装在洁净小口坛瓮中，用纸封口，经 6 周发酵后，将水加温约 70℃灭菌，封存瓶中，上清液即成养生酒。

【用法用量】口服:每次30～50毫升,每日2次。

【功效主治】具有强身健体、养颜助寿的功效。主治大便秘结、脾胃虚弱、面部黄褐斑等。

【药方来源】引自《百花精英养生酒》

蜜膏酒

【处　　方】蜂蜜250克,饴糖250克,生姜汁125毫升,生百部汁125毫升,大枣肉(捣泥)75克,杏仁(捣泥)75克,橘皮末60克,水1000毫升。

【配　　制】将杏仁泥、生百部汁加水1000毫升,煮至500毫升(去渣),入蜂蜜、生姜汁、饴糖、大枣泥、橘皮末等,文火再熬取1000毫升。

【用法用量】口服:每次用温酒调服1～2汤匙,细细含咽,每日3次。

【功效主治】具有疏风散寒、止咳平喘的功效。主治肺气虚寒、风寒所伤、声声嘶塞、喘嗽及寒邪郁热等。

【药方来源】引自《备急千金要方》

(二)补阳药

鹿　茸

【性味归经】甘、咸,温。归肝、肾经。

【性能特点】本品甘咸性温,入肝、肾经,药力峻猛,为血肉有情之品。既峻补元阳、大补精血,又强筋健骨、调理冲任；还能通过温补而托疮毒。

【功　　效】壮肾阳，益精血，强筋骨，调冲任，托疮毒。

【使用注意】本品温热峻烈，故阴虚阳亢、实热、痰火内盛、血热出血及外感热病者忌服。宜从小剂量开始，逐渐加量，以免伤阴动血。

鹿茸酒(1)

【处　　方】鹿茸10克，怀山药30克，白酒500毫升。

【配　　制】将鹿茸切成薄片，与怀山药同置容器中，加入白酒，密封浸泡7日后取用。酒尽添酒，味薄即止。

【用法用量】口服：每次空腹服15～30毫升，每日3次。

【功效主治】具有补肾壮阳的功效。主治男子虚劳精衰、精血两亏、阳痿不举、腰膝酸痛、畏寒无力、骨弱神疲、遗尿、滑精、眩晕、耳聋，小儿发育不良，妇女宫冷不孕、崩漏带下等。

【药方来源】引自《古今图书集成》

鹿茸酒(2)

【处　　方】鹿茸片30克，白酒500毫升。

【配　　制】将鹿茸片投入白酒中浸泡10日以上，即可取用。

【用法用量】口服：每次10～20毫升，每日2次。

【功效主治】具有壮元阳、补气血、益精髓、强筋骨的功效。主治虚劳体瘦，精神倦乏无力，肝肾虚而致眩晕、耳聋、目眩、腰膝酸痛等。

【药方来源】引自《中国古代养生长寿秘法》

鹿茸山药酒

【处　　方】鹿茸20克，山药80克，米酒1000毫升。

【配　　制】将鹿茸研碎成细末，山药捣成粗末，均置于酒坛中，加入米酒，搅拌均匀，密封浸泡7～10日，启封过滤去渣，澄清装瓶备用。

【用法用量】口服：每次15～20毫升，每日3次。

【功效主治】具有补肾壮阳、益气养阴之功效。用于治疗性欲减退、阳痿遗精、早泄遗尿、久泻、再生障碍性贫血等。

【药方来源】引自《普济方》

鹿茸枸杞酒

【处　　方】鹿茸2克，枸杞子60克，红参10克，海马3克，高粱酒1500毫升。

【配　　制】将上述前4味药研碎，置于容器中，加入高粱酒，密封浸泡28日，过滤去渣后即成。

【用法用量】每晚临睡前温服20毫升。

【功效主治】具有补肾阳、益精血、强筋壮骨的功效。用于治疗阳痿不举、精神疲乏、腰膝酸软等。此药酒还可用于治疗早泄、宫冷不孕、小便频数、头晕耳聋等，效果也佳。

【药方来源】引自《民间百病良方》

鹿茸虫草酒

【处　　方】鹿茸20克，冬虫夏草90克，高粱酒1500毫升。

【配　　制】将前2味药切薄片，置容器中，加入高粱酒，密封浸泡10日后，过滤去渣即成。

【用法用量】口服:每次 20～30 毫升,每日 2 次。

【功效主治】具有补肾壮阳的功效。主治肾阳虚衰、精血亏损所致的腰膝酸软无力、畏寒肢冷、男子阳痿不育等。

【药方来源】引自《河南省秘验单方集锦》

红参鹿茸酒

【处　　方】红参 10 克,鹿茸 3 克,白酒 500 毫升。

【配　　制】将前 2 味药蒸软后,置容器中,加入白酒,密封浸泡 15 日后,即可取用。酒尽添酒,味薄即止。

【用法用量】口服:每次 10～20 毫升,每日 2 次。

【功效主治】具有补气壮阳的功效。主治阳虚畏寒、肢体不温等。本药酒用于治疗性功能减退症,效果也佳。

【药方来源】引自《民间百病良方》

淫羊藿

【性味归经】辛、甘,温。归肝、肾经。

【性能特点】本品辛甘温燥,入肝、肾经,作用较强。既补肾阳而强筋骨,又祛风湿而蠲痹痛。其功力较强而灵验,故又名仙灵脾。

【功　　效】补肾阳,强筋骨,祛风湿。

【使用注意】本品辛甘温燥,伤阴助火,故阴虚火旺及湿热痹痛者忌服。

淫羊藿酒

【处　　方】淫羊藿 200 克，白酒 2 500 毫升。

【配　　制】将淫羊藿加工研碎，装入布袋中，浸泡在白酒内，封固 3 日后即可饮用。

【用法用量】每晚睡前饮服 15～20 毫升。

【功效主治】具有补肾壮阳、强筋健骨的功效。适用于阴阳两损，命门火衰而引起的男子阳痿，女子不孕，四肢不仁等，可常饮此酒。

【药方来源】引自《食医心镜》

淫羊藿地黄酒

【处　　方】淫羊藿 250 克，熟地黄 150 克，白酒1 000毫升。

【配　　制】将上述 2 味药研细，入布袋，置容器中，加白酒，密封浸泡 10 日，去渣留液。

【用法用量】温饮：不拘时候，随量饮用。

【功效主治】具有温肾阳，祛风湿，强筋骨的功效。

【药方来源】引自《经典药酒保健方选粹》

淫巴酒

【处　　方】淫羊藿、巴戟天各 250 克，白酒 1 500 毫升。

【配　　制】将上述 2 味药切碎，白酒同置入容器中，密封浸泡 7 日以上便可饮用。

【用法用量】口服：每次 20 毫升，每日早晚各 1 次。

【功效主治】具有壮阳祛风的功效。主治神经衰弱、性欲减退、风湿痹痛、肢体瘫痪、末梢神经炎。

【药方来源】引自《单方验方治百病》

补血壮骨酒

【处　　方】淫羊藿、巴戟天、鸡血藤各25克，白酒500毫升。

【配　　制】将上述3味药切碎，置于容器中，加入白酒500毫升，密封浸泡20日，过滤去渣后，即可使用。

【用法用量】口服：每次10～15毫升，每日2次。

【功效主治】具有补肾强骨、活血通络的功效。用于治疗跌打损伤、风湿痹痛、肢体麻木及瘫痪等。

【药方来源】引自《药酒汇编》

灵脾苁蓉酒

【处　　方】淫羊藿100克，肉苁蓉50克，米酒1000毫升。

【配　　制】将上述2味中药研成粗末，置于酒坛中，加米酒搅拌均匀，加盖放阴凉处浸泡7～8日，开盖滤去药渣，澄清装瓶即可服用。

【用法用量】口服：每次20～30毫升，每日3次。

【功效主治】具有补肾壮阳、益精血、壮筋骨之功效。用于治疗肾阳虚所致的阳痿、宫寒不孕、腰膝酸痛等。

【药方来源】引自《补品补药和补益良方》

仙灵二子酒

【处　　方】淫羊藿、菟丝子、枸杞子各30克，白酒500毫升。

【配　　制】将上述3味药研碎，置容器中，加入白酒，密封浸泡 7 日后，过滤去渣即成。

【用法用量】口服：每次 20～30 毫升，每日 2 次。

【功效主治】具有补肾壮阳的功效。主治肾虚阳痿、腰腿冷痛等。

【药方来源】引自《民间百病良方》

杜　仲

【性味归经】甘，温。归肝、肾经。

【性能特点】本品甘温而补，入肝、肾经，药力颇强。善温补肝肾而强筋健骨、安胎，兼降血压。既为治肾虚腰膝酸痛或筋骨无力之要药，又为治肝肾亏虚胎漏或胎动之佳品。

【功　　效】补肝肾，强筋骨，安胎。

【使用注意】本品性温，故阴虚火旺者慎服。

杜仲酒(1)

【处　　方】杜仲 180 克，黄酒 3 600 毫升。

【配　　制】将杜仲放入瓷坛内，注入黄酒，密封浸泡，再将酒坛放锅内隔水煮 6 小时，取出后继续浸泡 7 日，然后滤取药液，装瓶备用。

【用法用量】口服：每次 15～30 毫升，每日 2 次。

【功效主治】具有补肝肾、强筋骨的功效。主治高血压、腰膝酸痛等。

【药方来源】引自《三因极——病证方论》

杜仲酒(2)

【处　　方】杜仲、丹参各400克，川芎250克，黄酒8 000毫升。

【配　　制】将上述3味药去除杂质，共研为细末，分装5个纱布袋中，然后与黄酒一起装入瓷坛中，密封坛口浸泡。再将酒坛在沸水中煮沸3～5小时，取出待冷，5～7日后启封，去除药渣，滤取药液备用。

【用法用量】口服：每次30～50毫升，每日3次，空腹温服。

【功效主治】具有补肝肾、强筋骨、通血脉、降血压的功效。主治高血压、高脂血症、腰膝痛、头痛、头晕。本方还可用于治疗冠心病、心绞痛。

【药方来源】引自《圣济总录》

杜仲酒(3)

【处　　方】杜仲240克，丹参240克，川芎150克，白酒3 500毫升。

【配　　制】将上述3味药切碎，置于容器中，加入白酒，密封浸泡5～7日，过滤去渣后即成。

【用法用量】口服：每次温服10～30毫升，每日3次。

【功效主治】具有活血化瘀、补肾壮腰的功效。用于治疗血瘀为主，兼有肾虚腰痛，其特点是腰痛而酸，疼痛部位固定，夜间加重，或有外伤史，舌有瘀点等。

【药方来源】引自《经心录》

杜仲丹参酒

【处　　方】杜仲、丹参各120克，川芎60克，黄酒2 500毫升。

【配　　制】将上述3味药共研为末，放入净瓷坛中，加黄酒搅拌均匀，加盖密封，浸泡7～14日，经常摇动以促进有效成分溶出，启封过滤除尽药渣，澄清装瓶备用。

【用法用量】口服：每次20～30毫升，每日2次，也可随量饮用。

【功效主治】具有补肝肾、活血通络、行气止痛之功效。用于治疗腰脊酸困、筋骨无力、足膝痿弱、小便余沥等。

【药方来源】引自《外台秘要》

杜仲加皮酒

【处　　方】杜仲、五加皮各50克，白酒1 000毫升。

【配　　制】将上述2味药切碎，置于容器中，加入白酒，密封浸泡10日，过滤去渣后即成。

【用法用量】口服：每次10～15毫升，每日2次。

【功效主治】具有祛风湿、强筋骨的功效。主治风湿腰痛、风寒湿痹、腰腿酸痛等。

【药方来源】引自《民间百病良方》

千金杜仲酒

【处　　方】杜仲144克，羌活72克，石楠叶36克，制附子12克，白酒2 500毫升。

【配　　制】将4味中药粉碎成粗末，放入净酒坛内，加入白酒2 500毫升搅拌均匀，加盖密封，放阴凉处浸泡7～10

日，经常振摇，促进有效成分溶出，启封后过滤除去药渣，澄清装瓶备用。

【用法用量】口服：每次 20～30 毫升，每日 2 次。

【功效主治】具有补肾强腰、祛风湿、解毒散寒之功效。用于治疗腰膝酸痛、步履无力。

【药方来源】引自《备急千金要方》

补骨脂

【性味归经】辛、苦，温。归肾、脾经。

【性能特点】本品苦辛温燥，温补涩纳，入肾、脾经。既补肾壮阳、固精缩尿、纳气平喘，又温脾止泻。

【功　　效】补肾壮阳，固精缩尿，温脾止泻，纳气平喘。

【使用注意】本品温燥，易伤阴助火，故阴虚内热及大便秘结者忌服。

补骨脂酊

【处　　方】补骨脂 100 克，95%乙醇 500 毫升。

【配　　制】将补骨脂去除杂质，捣为粗末，放入乙醇中，密封浸泡 7 日，过滤去渣后即可使用。

【用法用量】外用：用棉签蘸药液涂患处，每日 3 次，涂药后在阳光下照射 20～30 分钟。外涂药时可配合内服中药。

【功效主治】具有活血祛风、散瘀消斑的功效。用于治疗白癜风。

【药方来源】引自《白癜风治验》

补骨胡桃酒

【处　　方】补骨脂 60 克，核桃仁 5 个，黄酒适量。

【配　　制】将上述 2 味药共研成细末，备用。

【用法用量】口服：空腹温服，每次取药末 6 克，加入黄酒 50 毫升，煮沸 1 分钟后服用，每日早晚各服 1 次。

【功效主治】具有温肾通气的功效。用于治疗妊娠腰痛不可忍。

【药方来源】引自《药酒汇编》

鸡 眼 酊

【处　　方】补骨脂 40 克，乌梅肉 10 克，95%乙醇 80 毫升。

【配　　制】将前 2 味切碎，置容器中，加入乙醇，密封浸泡 5 日，去渣留液。

【用法用量】外用：每次用棉签蘸药酒涂搽患处，每日 3 次。

【功效主治】具有软化角质的功效。主治鸡眼。

【药方来源】引自《酒验方》

补骨脂药酊

【处　　方】补骨脂 500 克，菟丝子 150 克，75%乙醇 2 500 毫升。

【配　　制】将上述 2 味药捣成粗末，放入酒坛中，加 75%医用酒精，搅拌均匀，加盖放阴凉处浸泡 7～10 日，经常搅拌，滤去药渣，澄清装瓶即可使用。

【用法用量】外用:用棉签蘸取药酊涂于患处,每日涂搽数次。

【功效主治】具有补肾固精、缩尿明目的功效。主治白癜风。

【药方来源】引自《中医药信息》

白驳酊

【处　　方】补骨脂200克,骨碎补100克,花椒、黑芝麻、石榴皮各50克,75%乙醇500毫升。

【配　　制】将上述药去除杂质,装入瓷瓶内,倒入乙醇,密封浸泡1周后,过滤去渣即可使用。

【用法用量】外用:用棉签蘸药液涂患处,每日2～5次。涂药后在阳光下照射局部10～20分钟,30日为1个疗程。

【功效主治】具有活血解毒、祛风消斑的功效。用于治疗白癜风。

【药方来源】引自《中药治疗白癜风》

白癜风酊

【处　　方】补骨脂100克,枯矾、硝酸钾各75克,水银50克,硫黄适量,95%乙醇1 000毫升。

【配　　制】取水银放入瓷缸中,加适量硫黄,随加随研,水银和硫黄反应生成硫化汞灰色粉末,再加入补骨脂、枯矾、硝酸钾,混合均匀后,放入玻璃瓶中,最后加入乙醇,将瓶塞盖严,振摇片刻,密封浸泡20日后,即可使用。

【用法用量】外用:用棉签蘸药液涂擦患处,每日2～4次。

【功效主治】具有活血祛风、散瘀消斑的功效。用于治疗白癜风。

【药方来源】引自《白癜风酊治疗白癜风40例临床疗效观察》

益智仁

【性味归经】辛，温。归脾、肾经。

【性能特点】本品辛温香燥，温补固涩，入脾、肾经。既暖肾固精缩尿，治肾虚遗精滑泄，又温脾开胃摄唾，治脾寒泄泻腹痛或多涎唾。

【功　　效】暖肾固精缩尿，温脾开胃摄唾。

【使用注意】本品温燥而易伤阴，故阴虚火旺及有湿热者忌服。

益智酒

【处　　方】益智仁50克，白酒500毫升。

【配　　制】将益智仁研碎，放白酒瓶内，封口浸30日，滤汁备用。

【用法用量】口服：每次10～20毫升，每日2次。

【功效主治】具有温脾摄涎、补肾缩尿的功效。主治泄泻、腹部冷痛、多涎、遗精、遗尿等。

【药方来源】引自《普济方》

韭子酒

【处　　方】韭菜子 60 克，益智仁 15 克，白酒 500 毫升。

【配　　制】将上述前 2 味药研碎，置于容器中，加入白酒，密封，每日摇动数下，浸泡 7 日，过滤去渣后即成。

【用法用量】口服：每次 10～15 毫升，每日 2 次。

【功效主治】具有补肾助阳、收敛固涩的功效。用于治疗阳痿、早泄、腰膝冷痛等。

【药方来源】引自《民间百病良方》

菟丝子

【性味归经】辛、甘，平。归肾、肝、脾经。

【性能特点】本品辛甘而平，质润涩敛，平补阴阳，并兼固涩。入肾经，善补阳益阴、固精缩尿；入肝脾经，善养肝明目、补脾止泻。此外，通过补益肝肾还能安固胎元，通过调补阴阳还能生津止渴。

【功　　效】补阳益阴，固精缩尿，明目止泻，安胎，生津。

【使用注意】本品虽曰平补阴阳，但仍偏补阳，且带温性，故阴虚火旺而见大便燥结、小便短赤者忌服。

菟丝子酒

【处　　方】菟丝子 45 克，白酒 600 毫升。

【配　　制】将菟丝子研碎，置容器中，加白酒，密封浸泡7日，去渣留液。

【用法用量】口服：每次60毫升，每日2次。

【功效主治】具有益肾壮阳、固精缩尿的功效。主治腰膝酸痛、遗精、消渴、尿有余沥。

【药方来源】引自《药酒汇编》

菟丝五味酒

【处　　方】菟丝子、五味子各30克，60°白酒500毫升。

【配　　制】将上述前2味药去除杂质，用纱布包裹，放入白酒中，在干净的瓷罐内，密封浸泡15～20日后即可使用。

【用法用量】口服：每次15～20毫升，每日3次。

【功效主治】具有强腰健肾、收涩止遗的功效。用于治疗遗精滑精、头昏脑涨、失眠健忘等。

【药方来源】引自《遗精食疗方八则》

菟丝子牛膝酒

【处　　方】菟丝子、牛膝各50克，白酒750毫升。

【配　　制】将上述2味药去除杂质，用凉开水快速淘洗，沥去水，晒干，研为粗末，与白酒同浸于坛内，密封浸泡30日，去除药渣，滤取药液，装瓶备用。

【用法用量】口服：每次15毫升，每日2次。

【功效主治】具有补益肝肾的功效。主治腰膝冷痛、腰椎间盘突出症初期。证属风寒阻络。

【药方来源】引自《肘后备急方》

菟丝杜仲酒

【处　　方】菟丝子60克，炒杜仲、牛膝各30克，白酒1 000毫升。

【配　　制】将上述3味药研成粗末，放入白纱布袋，扎紧口置于酒坛中，加白酒浸透，加盖放阴凉处浸泡7～8日，经常摇动酒坛，提出药袋，挤出酒液，澄清装瓶即可服用。

【用法用量】口服：每次30～50毫升，每日2次。

【功效主治】具有补肝肾、壮筋骨之功效。用于治疗肝肾亏虚、腰膝酸痛、精神疲乏等。

【药方来源】引自《肘后备急方》

巴戟天

【性味归经】甘、辛，微温。归肝、肾经。

【性能特点】本品甘温润补，辛温行散。入肝、肾经，既善补肾阳、益精血，又能祛风湿、强筋骨，为治肾阳虚衰或兼风湿之要药。

【功　　效】补肾阳，强筋骨，祛风湿。

【使用注意】本品辛甘微温助火，故阴虚火旺或有湿热者忌服。

巴戟淫羊酒

【处　　方】巴戟天、淫羊藿各250克，白酒1 500毫升。

【配　　制】将上2味药切碎，与白酒共置入容器中，密封浸泡7日后便可服用。

【用法用量】口服：每次20毫升，每日2次。

【功效主治】具有壮阳祛风的功效。主治神经衰弱、性欲减退、风湿痹痛、肢体瘫痪、末梢神经炎。

【药方出处】引自《药物与方剂》

巴戟天酒(1)

【处　　方】巴戟天100克，当归、黄芪、熟地黄、鹿角、益母草各30克，白酒1 000毫升。

【配　　制】将上药加工研碎，用细纱布袋装入，放进小坛内，倒入白酒浸泡，7日即成。

【用法用量】口服：每次20毫升，每日2次。

【功效主治】具有温肾调经的功效。主治肾元虚寒所致的不孕症。

【药方来源】引自《中国中医独特疗法大全》

巴戟天酒(2)

【处　　方】巴戟天90克，牛膝45克，地骨皮42克，麦冬、地黄各60克，防风27克，白酒1 500毫升。

【配　　制】将上述诸药研成粗末，放入泡酒坛内，加入白酒待药粉浸透，加盖密封浸泡并经常振摇，促使有效成分加快溶出，5～7周后启封，滤出药渣，静置澄清，装瓶备用。

【用法用量】口服：不拘时，每日随量温饮常令酒气相接，切勿过量致醉。忌生冷油腻食物。

【功效主治】具有补益肝肾、助阳祛风寒之功效。用于治疗虚羸、阳痿不举、五劳七伤等。

【药方来源】引自《备急千金要方》

巴戟牛膝酒

【处　　方】巴戟天、生牛膝各300克，白酒1 000毫升。

【配　　制】将前2味药洗净，切碎，置容器中，加入白酒，密封浸泡20～30日后，过滤去渣即成。

【用法用量】口服：每次20毫升，每日2次。

【功效主治】具有补肾壮阳、强筋骨、祛风湿的功效。主治体质虚羸、阳痿不举、五劳七伤百病等。

【药方来源】引自《药酒汇编》

巴戟二子酒

【处　　方】巴戟天、菟丝子、覆盆子各15克，米酒500毫升。

【配　　制】将前3味药研碎，置容器中，加米酒，密封浸泡7日，去渣留液。

【用法用量】口服：每次10～15毫升，每日2次。

【功效主治】具有补肾涩精的功效。主治精液异常，滑精，小便频数，腰膝冷痛。

【药方来源】引自《药酒汇编》

骨碎补

【性味归经】苦，温。归肝、肾经。

【性能特点】本品苦燥温通，补虚兼行散，入肝、肾经。

既补肾,治肾虚诸证,又活血续伤,治跌打伤痛等。

【功　　效】补肾,活血,续伤。

【使用注意】本品苦温燥散助火,故阴盛内热及无瘀血者忌服。

骨碎补酒

【处　　方】骨碎补16克,雄黄6克,大蒜1头,白酒、米醋各32毫升。

【配　　制】先将骨碎补去除杂质,用凉开水快速淘洗,沥去水液,晒干研末;雄黄研末;大蒜去皮,捣烂如泥。再将上述前3味药装入布袋,扎紧袋口,置于玻璃瓶内,注入白酒、米醋各32毫升浸泡,密封瓶口,每日摇晃3～5次,5日后即可使用。

【用法用量】外用:用棉签蘸药酒擦患处,每日擦1～2次。

【功效主治】具有解毒杀虫的功效。用于治疗牛皮癣。

【药方来源】引自《中国民间疗法》

花椒骨碎补酒

【处　　方】花椒(去椒目)94克,骨碎补63克,生姜皮31克,白酒1 000毫升。

【配　　制】前3味药去除杂质,用凉开水快速淘洗,沥去水分,晒干,研为末,装入纱布袋,扎紧袋口,置瓷坛内,用白酒浸泡,密封坛口,每日摇晃3～5次,30日启封,去除药渣,滤取药酒,装瓶备用。

【用法用量】口服,治疗胃寒胃痛、恶心呕吐等;含漱,用药酒频频漱口，治疗牙痛。外用：取药酒适量，搽涂揉搓头发，每日 3 次，治疗少年白发；

【功效主治】具有活血、通络的功效。主治须发早白、牙痛等。

【药方来源】引自《中国民间疗法》

骨碎斑蝥酒

【处　　方】鲜骨碎补 30 克，斑蝥 5 只，高度烧酒 150 毫升。

【配　　制】将骨碎补打碎，与斑蝥一起置容器中，加高度烧酒，密封浸泡 12 日，去渣留液。

【用法用量】外用：每次用棉签蘸药酒涂搽患处至头皮发热、发红，每日 2～3 次。

【功效主治】具有促毛发生长功效。主治斑秃。

【药方来源】引自《民间百病良方》

冬虫夏草

【性味归经】甘，平。归肾、肺经。

【性能特点】本品甘平补虚，入肺、肾经。既补肾助阳、益精起痿，又益肺养阴、止血化痰，为治肺肾亏虚之要药。

【功　　效】益肾补肺，止血化痰。

【使用注意】本品甘平补虚，故表邪未尽者慎服。

虫草酒

【处　　方】冬虫夏草20克，白酒1 000毫升。

【配　　制】取冬虫夏草数枚（约20克），研碎，浸入白酒中，封盖瓶口，每日摇晃1～2次，15日后取服。饮完药酒后，可再续加白酒浸泡。

【用法用量】口服：每次10～15毫升，每日1次。

【功效主治】具有滋肺益肾、止咳化痰的功效。主治阳痿遗精、劳嗽痰血、盗汗、肺结核、年老衰弱之慢性咳喘、病后久虚不复等。

【药方来源】引自《中药大辞典》

虫草黑枣酒

【处　　方】冬虫夏草、黑枣各30克，白酒500毫升。

【配　　制】将前2味药切碎，置容器中，加入白酒，密封浸泡60日后，过滤去渣即成。

【用法用量】口服：每次20毫升，每日2次。

【功效主治】具有补虚益精、强身健体的功效。主治贫血、身体虚弱、虚喘、吐血、食欲缺乏。

【药方来源】引自《药酒汇编》

虫草田七酒

【处　　方】冬虫夏草5克，人参、三七各10克，龙眼肉30克，白酒1 000毫升。

【配　　制】将前3味药研为粗末，与龙眼肉共置入容器中（或装入纱布袋），注入白酒，密封浸泡7日以上，过滤即得。

【用法用量】口服:每次10～20毫升,每日2次。

【功效主治】具有补气养血、宁心安神的功效。主治久病体虚、气血两亏、腰膝酸软、失眠等。

【药方来源】引自《民间百病良方》

虫草雪莲酒

【处　　方】冬虫夏草50克,雪莲花100克,白酒1 000毫升。

【配　　制】将雪莲花切碎,与冬虫夏草、白酒共置入容器中,密封浸泡15日后即可服用。

【用法用量】口服:每次15毫升,每日早晚各服1次。

【功效主治】具有补虚壮阳的功效。主治性欲减退或阳痿,表现为阴茎痿弱不起、临房不举或举而不坚。

【药方来源】引自《高原中草药治疗手册》

复方虫草补酒

【处　　方】冬虫夏草5克,人参10克,淫羊藿15克,熟地黄25克,白酒1 000毫升。

【配　　制】将前4味药共研为粗末,纱布袋装,扎口,置容器中,加入白酒浸泡,14日后取出药袋,压榨取液,2液混合,静置,过滤后即可服用。

【用法用量】口服:每次20毫升,每日1～2次。

【功效主治】具有补精髓、益气血的功效。主治体质虚弱、用脑过度、记忆力减退、性功能减退,或肾虚咳喘,或肾虚久痹、肢麻筋骨痿软等。

【药方来源】引自《民间百病良方》

核桃仁

【性味归经】甘，温。归肾、肺、大肠经。

【性能特点】本品甘温补益，多脂润滑。入肾、肺经，善补肾益精而强健腰膝，能补肺肾而定喘嗽；入大肠经，能润肠燥而通大便。

【功　　效】补肾，温肺，润肠。

【使用注意】本品性温滑润，故阴虚火旺、痰热咳喘及大便稀溏者慎服。

核桃参杏酒

【处　　方】核桃仁 90 克，杏仁 60 克，人参 30 克，黄酒 1 500 毫升。

【配　　制】将前 3 味药加工研碎，装入布袋，置容器中，加入黄酒，密封浸泡，每日振摇数下，21 日后过滤去渣即成。

【用法用量】口服：每次 15～25 毫升，每日 2 次。

【功效主治】具有补肾纳气、止咳平喘的功效。主治咳喘日久不止者。

【药方来源】引自《药酒汇编》

芝麻核桃酒

【处　　方】黑芝麻、核桃仁各 25 克，白酒 500 毫升。

【配　　制】先将黑芝麻、核桃仁洗净，放入酒坛内，再倒入白酒拌匀，加盖密封，置阴凉处，浸泡 15 日后，过滤去渣即成。

【用法用量】口服：每次 15～30 毫升，每日 2 次。

【功效主治】具有补肾润燥、纳气平喘的功效。主治肾虚咳嗽、腰痛脚弱、阳痿遗精、大便干燥等。

【药方来源】引自《药酒汇编》

金桃酒

【处　　方】古铜 12 克，核桃仁 500 克，烧酒 1 500 毫升。

【配　　制】将古铜打碎如米粒大，核桃仁捣烂如泥，用烧酒共调和，装入瓶内，封住瓶口，放锅内加水，用慢火煮 24 小时，取出埋入地下 4 小时即成。

【用法用量】空腹服用，每次 15 毫升，每日 2 次。

【功效主治】具有温中止呕的功效。主治反胃吐酸、朝食暮吐、暮食朝吐、胆汁反流性胃炎、胃与十二指肠溃疡等。

【药方来源】引自《万氏家抄方》

核桃全蝎酒

【处　　方】核桃仁 9 克，全蝎 2 只，黄酒 150 毫升。

【配　　制】将上述药焙黄并研末，加入黄酒煎沸 10 分钟，过滤去渣，待温，即可服用。

【用法用量】口服：每次 75 毫升，每日 2 次。

【功效主治】具有补肾壮阳、通利水道的功效。主治腰部疼痛、小便淋沥不禁等。

【药方来源】引自《民间百病良方》

聪耳酒

【处　　方】核桃仁 60 克，五味子 40 克，蜂蜜 30 克，白酒1 000毫升。

【配　　制】将前 2 味药研碎，入布袋，置容器中，加入白酒，密封，每日振摇数下，浸泡 10 日后，过滤去渣，加入蜂蜜，拌匀即成。

【用法用量】口服：每次空腹服 20 毫升，每日 2 次。

【功效主治】具有补肾聪耳的功效。主治耳鸣、遗精等。

【药方来源】引自《药酒汇编》

红颜酒

【处　　方】核桃仁、大枣各 120 克，甜杏仁 30 克，白蜜 100 毫升，酥油 70 毫升，米酒1 000毫升。

【配　　制】将核桃仁、大枣、甜杏仁放入米酒中浸泡 2 周后，加入白蜜、酥油搅匀即可使用。

【用法用量】口服：每日早晚空腹服 30～50 毫升。

【功效主治】具有益气养血、养颜助寿的功效。用于治疗皮肤灰暗、早生皱纹、黄褐斑、肌肤干燥等。

【药方来源】引自《中药美容》

核桃酒

【处　　方】核桃仁 30 克，小茴香 5 克，杜仲、补骨脂各 15 克，白酒 500 毫升。

【配　　制】将前 4 味药切碎，置容器中，加入白酒，密封浸泡 15 日后，过滤去渣即成。

【用法用量】口服：每次 20 毫升，每日 2 次。

【功效主治】具有温阳补肾、固精的功效。主治肾阳虚弱、腰膝酸软、阳痿、滑精、小便频数等。

【药方来源】引自《药酒汇编》

核桃杜仲酒

【处　　方】核桃仁120克，杜仲60克，小茴香30克，白酒2500毫升。

【配　　制】将前3味药研粗碎，入布袋，置容器中，加入白酒，密封，每日振摇数下，浸泡15日后，过滤去渣即成。

【用法用量】口服：每次20毫升，每日2次。

【功效主治】具有补肾壮腰的功效。主治腰膝酸痛、四肢无力、面色无华、体倦等。

【药方来源】引自《药酒汇编》

沙苑子

【性味归经】甘，温。归肝、肾经。

【性能特点】本品温补固涩，不燥不烈，功似菟丝子而固涩力较强。入肾经，善补肾固精而止遗；入肝经，善养肝血而明目。

【功　　效】补肾固精，养肝明目。

【使用注意】本品温补固涩，故阴虚火旺及小便不利者忌服。

沙苑莲须酒

【处　　方】沙苑子 90 克，莲须、龙骨各 30 克，芡实 20 克，白酒 1 500 毫升。

【配　　制】将上述前 4 味药研碎，装入布袋，置于容器中，加入白酒，密封，每日振摇数下，浸泡 14 日，过滤去渣后即成。

【用法用量】口服：每次 10～20 毫升，每日 2 次。

【功效主治】具有补肾养肝、固精的功效。用于治疗早泄、遗精、腰膝酸痛。

【药方来源】引自《药酒汇编》

沙苑子酒

【处　　方】沙苑子 75 克，白酒 500 毫升。

【配　　制】将沙苑子用盐水拌匀，文火炒至微干，研碎，置容器中，加白酒，密封浸泡 12 日，去渣留液。

【用法用量】口服：每次 20 毫升，每日 2 次。

【功效主治】具有补肝益肾、明目固精的功效。主治腰膝酸痛、视物不明、目暗多泪、遗精早泄、遗尿、尿频、带下。

【药方来源】引自《经典药酒保健方选粹》

狗　脊

【性味归经】苦、甘，温。归肝、肾经。

【性能特点】本品甘苦而温，入肝、肾经，主以扶正，兼以祛邪。既补肝肾、强腰膝，又祛风、散寒、除湿，善治肾虚或风寒湿所致的腰脊强痛、难以俯仰。此外，取其温补固摄之功，还治肾虚下元不固诸证。

【功　　效】补肝肾，强腰膝，祛风湿。

【使用注意】本品温补固摄，故肾虚有热、小便不利或短涩黄少、口苦舌干者忌服。

狗脊参芪酒

【处　　方】狗脊、丹参、黄芪各30克，当归25克，防风15克，白酒1 000毫升。

【配　　制】将前5味药研粗碎，入布袋，置容器中，加入白酒，密封浸泡15日后，过滤去渣即成。

【用法用量】口服：每次20毫升，每日2次。

【功效主治】具有补肝肾、益气血、祛风湿、通经络的功效。主治肝肾虚弱、气血不足、风湿痛等。

【药方来源】引自《药酒汇编》

海　马

【性味归经】甘、咸，温。归肾、肝经。

【性能特点】本品甘咸，温补行散。入肾经，能补肾助阳，治肾阳亏虚诸证；入肝经，能活血止痛、消肿散结，治癥瘕积聚、跌打损伤。

【功　　效】补肾助阳，活血散结，消肿止痛。

【使用注意】本品甘咸温补行散，故孕妇及阴虚阳亢者忌服。

海马酒

【处　　方】海马30克,白酒1000毫升。

【配　　制】将海马切碎、研成粗末,放入酒坛内,加白酒搅拌均匀,加盖密封,放阴凉处浸泡2周,经常振摇起搅拌作用,启封后滤去药渣,澄清装瓶备用。

【用法用量】口服:每日晚上临睡前空腹饮用10毫升。

【功效主治】单用海马泡酒具有补肾壮阳、活血散结、消肿止痛之功效。用于治疗肾阳亏虚之阳痿不举及肾关不固所致的遗精遗尿、虚喘、痈疮肿毒等。

【药方来源】引自《食物与治病》

(三)补血药

当　归

【性味归经】甘、辛,温。归肝、心、脾经。

【性能特点】本品甘温补润,辛温行散,主入肝、心,兼入脾经。善补血活血、调经止痛、润肠通便,并能散寒,凡血虚血瘀有寒之证均宜,兼肠燥便秘者尤佳,既为妇科调经之要药,又为内科补血之佳品,还为外、伤科消肿疗伤所常用。

【功　　效】补血活血,调经止痛,润肠通便。

【使用注意】本品甘温补润,故湿盛中满、大便泄泻者忌服。

当归酒(1)

【处　　方】当归 30 克，白酒1 000毫升。

【配　　制】将当归研碎末，与白酒一起放入容器中煎煮，煎至 500 毫升时，取药液备用。

【用法用量】口服：每次 15～25 毫升，每日 2 次。

【功效主治】具有活血祛瘀、止痛的功效。主治心肌梗死恢复期。

【药方来源】引自《景岳全书》

当归酒(2)

【处　　方】当归 250 克，黄酒1 000毫升。

【配　　制】将当归研成粗末，置于酒坛中，加黄酒搅拌润湿后，加盖放文火上加热微沸片刻，取下加盖密封，放阴凉处浸泡 3～5 日，开盖滤去药渣，澄清装瓶即可饮用。

【用法用量】口服：每次 20～30 毫升，每日早、中、晚各 1 次。

【功效主治】具有补血活血、调经止痛之功效。用于治疗痛经、腰痛、便秘、产后瘀血阻滞、小腹疼痛等。

【药方来源】引自《本草纲目》

复方当归酒

【处　　方】当归、小血藤各 80 克，川红花、制何首乌各 55 克，白酒1 000毫升。

【配　　制】将上述 4 味药切片，置容器中，加入白酒，按冷浸法浸渍 10 日，即可使用。

【用法用量】口服：每次 10 毫升，最大剂量不能超过 20

毫升,每日早晚各1次。

【功效主治】具有活血化瘀、镇痛的功效。用于治疗骨质增生所致的疼痛。

【药方来源】引自《中药制剂汇编》

当归红花酒

【处　　方】当归90克,红花60克,丹参、月季花各45克,米酒1 500毫升。

【配　　制】将当归、丹参捣成粗末,与月季花、红花一起放入净酒坛中,加米酒搅拌均匀,加盖放阴凉处浸泡7～10日,经常开盖搅拌,促进有效成分溶出,开盖滤除药渣,澄清装瓶即可服用。

【用法用量】口服:早、晚饭前空腹温饮,每次20～30毫升,每日2次。

【功效主治】具有补血、活血、祛瘀调经的功效。用于治疗月经不调、痛经等。

【药方来源】引自《本草纲目》

当归肉桂酒

【处　　方】当归150克,肉桂30克,甜酒1 000毫升。

【配　　制】将当归、肉桂捣成粗末,放入酒坛内,加甜酒搅拌均匀,加盖放阴凉处浸泡7～10日,滤去药渣,澄清装瓶备用。

【用法用量】口服:每次20～30毫升,每日1～3次。

【功效主治】具有补血活血、温经通脉之功效。用于治疗月经后期患者。

【药方来源】引自《陕甘宁青中草药选》

当归地黄酒

【处　　方】当归尾、生地黄各50克，黄酒500毫升。

【配　　制】将前2味药研碎，置容器中，加入黄酒同煎数百沸，去渣备用。

【用法用量】口服：每次温服20毫升，每日3次。

【功效主治】具有凉血、活血、止血的功效。主治产后血崩、腹痛。

【药方来源】引自《百病中医药酒疗法》

安胎当归酒

【处　　方】当归、阿胶、川芎、人参各30克，大枣12枚，艾叶1把，黄酒2 500毫升。

【配　　制】上药用黄酒和水2 500毫升，煮至减半，去渣，兑入阿胶，溶化即成。

【用法用量】口服：每次50毫升，每日2次。

【功效主治】具有益气血、安胎元的功效。主治妊娠5个月，因活动不慎或受惊吓、胎动不安，小腹痛引腰背、小便痛、下血。

【药方来源】引自《外台秘要》

归芪酒

【处　　方】当归、黄芪各150克，白酒500毫升。

【配　　制】将前2味药切碎，置容器中，加入白酒，密封浸泡10日后即可取用。

【用法用量】在行经前5日开始服用，每次10毫升，每日2次,7日为1个疗程。

【功效主治】具有补中益气、补血和血、调经止痛的功效。适用于痛经、月经不调、崩漏。

【药方来源】引自《药酒汇编》

归羽酒

【处　　方】当归40克,鬼箭羽30克,白酒600毫升。

【配　　制】先将上述2味药研碎,装入细纱布袋内,扎紧口,再将白酒倒入瓷器内,放入药袋,文火煮数百沸后取下待冷,加盖密封,置阴凉处,经3日后开封,去掉药袋,再用细纱布过滤一遍即成。

【用法用量】口服:每次20毫升,每日早晚各1次,空腹温服。

【功效主治】具有补血和血、去瘀止痛的功效。主治产后血晕、败血不散、脐腹疼痛等症。

【药方来源】引自《圣济总录》

归芍姜桂酒

【处　　方】当归、赤芍各60克,生姜、肉桂心各90克,黄酒2 500毫升。

【配　　制】将上述4味药捣成粗末,放入酒坛内,加黄酒于文火上加热至微沸片刻,取下加盖,放阴凉处,密封浸泡3～5日,滤去药渣,澄清装瓶即可饮用。

【用法用量】口服:每次50～100毫升,每日2～3次。忌食生葱。

【功效主治】具有补血活血调经之功效。用于治疗产后恶露不止。

【药方来源】引自《外台秘要》

种玉酒

【处　　方】当归、远志各150克，米酒1 500毫升。

【配　　制】先将全当归切碎，与远志和匀，入布袋，置容器中，加入米酒，密封浸泡7日后，过滤去渣即成。

【用法用量】口服：每晚随量温服之，不可间断。用完依法再制再服之。

【功效主治】具有活血通经、调和气血的功效。主治妇人经血不调，或气血不足，不能受孕。

【药方来源】引自《民间百病良方》

当紫芷酒

【处　　方】全当归22克，西紫草19克，生白芷18克，95%乙醇200毫升。

【配　　制】将上述药材用清水快速淘洗，晒干研为细末，装入瓶中，倒入乙醇，盖住瓶口，浸泡7日，过滤去渣后即可使用。伴感染者，配合抗生素治疗。

【用法用量】外用：用棉签蘸药液涂于患处，每日涂擦4～6次。

【功效主治】具有活血生肌、消肿止痛的功效。用于治疗Ⅰ、Ⅱ度烧伤。

【药方来源】引自《当紫芷酒治疗烧伤》

整骨麻药酒

【处　　方】当归、白芷各7.5克，制草乌10克，白酒适量。

【配　　制】将上述前3味药共研细末，备用。

【用法用量】口服：每次取药末2克，用白酒50毫升，装入瓷杯中，煮沸，候温服之。

【功效主治】具有麻醉止痛、活血消肿的功效。用于治疗跌打损伤、骨折、脱臼、红肿疼痛、整骨复位疼痛难忍。

【药方来源】引自《证治准绳》

健阳酒

【处　　方】当归、枸杞子、补骨脂各50克，白酒1 000毫升。

【配　　制】将上述3味药捣成粗末，用纱布袋盛之，扎紧口，放入净酒坛内，加白酒浸湿，密封浸泡7～10日，经常摇动瓷坛，启封后提出药袋，挤出酒液，澄清装瓶备用。

【用法用量】口服：不拘时，随量饮用，不得过量，勿醉为佳。

【功效主治】具有补肾助阳、益精血、明目之功效。主治精血不足、视力减退、腰膝酸痛、遗精等。

【药方来源】引自《圣济总录》

归圆仙酒

【处　　方】当归、龙眼肉各150克，米酒1 500毫升。

【配　　制】将当归研碎成粗末，放入细纱布袋，龙眼肉切碎，同当归一起放入瓷坛内，加米酒搅拌均匀，加盖密封，放阴凉处浸泡7～10日，启封，提出当归药袋，挤出酒液，即可饮酒食龙眼肉。

【用法用量】口服：不拘时，随量饮用，不得过量致醉。

【功效主治】具有养血活血、补心脾、安神之功效。为血证最佳配伍，用于治疗血虚诸证。

【药方来源】引自《费氏食养三种》

归圆酒

【处　　方】当归40克，龙眼肉150克，枸杞子50克，菊花40克，米酒2 500毫升。

【配　　制】将前3味药捣成粗末，同菊花一起放入酒坛中，加米酒搅拌均匀，加盖密封于阴凉处浸泡，并经常振摇，7～10日后启封滤出酒液，澄清装瓶备用。

【用法用量】口服：每次20～30毫升，每日2次。

【功效主治】具有补心脾、补肝肾、清热、养血安神之功效。用于治疗头晕目眩、心悸不安、血虚无力等。

【药方来源】引自《种福堂公选良方》

三两半药酒

【处　　方】当归、黄芪（蜜炙）、牛膝各10克，防风5克，白酒240毫升，黄酒800毫升，蔗糖84克。

【配　　制】将前4味药粉成粗粉，置容器中，加入白酒和黄酒，浸渍48小时后，按渗滤法以每分钟3～5毫升的速度进行渗滤，并在滤液中加入蔗糖，搅拌后，静置数日，过滤即成。

【用法用量】口服：每次30～60毫升，每日3次。

【功效主治】具有益气活血、祛风通络的功效。主治气血不和、四肢疼痛、感受风湿、筋脉拘挛等症。

【药方来源】引自《药酒汇编》

归芪白芍酒

【处　　方】当归24克，黄芪、白芍各12克，白术8克，冰糖20克，白酒600毫升。

【配　　制】将前4味药研碎，入布袋，置容器中，加入白酒，密封，每日振摇1次，浸泡21日后，去药袋，加入冰糖，溶化后，过滤即成。

【用法用量】口服：每次空腹温服20毫升，每日2次。

【功效主治】具有补气养血的功效。主治内伤劳倦、脾虚泄泻、食欲缺乏、面色无华、精神萎靡、血虚羸弱、眩晕头痛等。

【药方来源】引自《药酒汇编》

熟地黄

【性味归经】甘，微温。归肝、肾经。

【性能特点】本品味甘微温，质地黏润，滋补力强，入肝、肾经。善养血滋阴、补精益髓，为治血虚精亏或阴液不足之要药。惟能腻膈碍胃，脾胃不健者服之宜慎。

【功　　效】养血滋阴，补精益髓。

【使用注意】本品质黏滋腻，易碍消化，故脾胃气滞、痰湿内阻的脘腹胀满、食少便溏者忌服。

地黄醴

【处　　方】熟地黄125克，沉香2.5克，枸杞子60克，高粱白酒1750毫升。

【配　　制】将熟地黄晒干，与枸杞子、沉香、高粱白酒同置入容器中，密封浸泡10日即成。

【用法用量】每晚睡前口服15～30毫升。

【功效主治】具有补肝肾、益精血的功效。主治遗精、失眠多梦、腰膝酸软、耳聋耳鸣等。

【药方来源】引自《景岳全书》

地膝酒

【处　　方】熟地黄160克，怀牛膝、南五加皮各180克，米酒2 500毫升。

【配　　制】将上述3药研粗末，放入净瓷坛中，加入米酒，加盖密封，将瓷坛置于凉水中浸泡2～3周，并经常振摇，促进中药的有效成分溶解于酒中，启封滤去药渣，澄清装瓶备用。

【用法用量】口服：每次温饮15～20毫升，每日早、中、晚各1次。

【功效主治】具有补肝肾、强筋骨、养精血、健身益寿之功效。用于治疗筋骨软弱、腰腿酸困、两足无力、须发早白、容颜无华等。

【药方来源】引自《太平圣惠方》

熟地枸杞酒

【处　　方】熟地黄60克，枸杞子30克，檀香1克，白酒750毫升。

【配　　制】将前3味药研碎，入布袋，置容器中，加入白酒密封，每日振摇1次，浸泡14日后即可取用。

【用法用量】口服：每次20毫升，每日2次。

【功效主治】具有养精血、补肝肾的功效。主治病后体虚、精血不足、神疲乏力、腰膝酸软、阳痿、须发早白等。

【药方来源】引自《药酒汇编》

地胡酒

【处　　方】熟地黄250克，火麻仁100克，薏苡仁30克，白酒1 500毫升。

【配　　制】将火麻仁蒸熟捣烂，薏苡仁研碎，熟地黄切碎，共入布袋，置容器中，加入白酒密封，放在阴凉处，浸泡15日后，开封去掉药袋，沥干，再用细纱布过滤一遍，贮瓶备用。

【用法用量】口服：每次10～30毫升，每日早晚各服1次。

【功效主治】具有养阴血，补肝肾，通血脉，祛风湿，强筋骨的功效。主治精血亏损、肝肾不足之腰膝软弱、筋脉拘挛、屈伸不利等。

【药方来源】引自《食医心鉴》

何首乌

【性味归经】苦、甘、涩，微温。归肝、肾经。

【性能特点】本品入肝、肾经。微温，甘补兼涩，不腻不燥，善补肝肾、益精血、乌须发，为滋补良药；生用性平偏凉，苦多甘少，善行泄而补虚力弱，能解毒、截疟、润肠燥。

【功　　效】补益精血，解毒，截疟，润肠通便。

【使用注意】本品生用能滑肠，故脾虚便溏者慎服。

何首乌酒

【处　　方】何首乌 100 克，白酒 500 毫升。

【配　　制】将何首乌研为末，置容器中，加入白酒密封，每日振摇 2 次，浸泡 10 日后，过滤去渣即成。

【用法用量】口服：每次 20 毫升，每日 2 次。

【功效主治】具有养血、补肝肾的功效。主治须发早白、血虚头晕、眼花，腰酸带下等。

【药方来源】引自《民间百病良方》

首乌煮酒

【处　　方】制何首乌 120 克，当归、芝麻各 60 克，生地黄 80 克，白酒 1 500 毫升。

【配　　制】将芝麻捣成细末，制何首乌、当归、生地黄捣成粗末，一并装入白纱布袋中，扎口，置瓷坛中，倒入白酒加盖，文火煮数百沸后离火，待冷却后密封，置阴凉干燥处，7 日后开启，去药袋，过滤后即可饮用。

【用法用量】口服：每次 10～20 毫升，每日 2 次，早晚空腹温饮。

【功效主治】具有补肝肾、益精血、乌须发、润肠通便的功效。主治因肝肾不足引起的阴虚血枯、头晕目眩、腰酸腿软、肠燥便秘、须发早白、妇女带下等。

【药方来源】引自《药酒的制作》

圆肉补血酒

【处　　方】龙眼肉、何首乌、鸡血藤各 100 克，米酒 2 500毫升。

【配　　制】将上述 3 味药切碎，放入酒坛，加米酒密封浸泡，每日振摇 1～2 次，10 日后即可饮用。

【用法用量】口服：每次 10～20 毫升，每日 1～2 次。

【功效主治】具有补益精血、行气安神、乌发益智的功效。

【药方来源】引自《药用果品》

首乌乌发酒

【处　　方】何首乌 30 克，熟地黄 30 克，当归 15 克，人参 10 克，白酒1 000毫升。

【配　　制】将上 4 味药去杂质，共研为粗粉，用纱布包裹，放入干净的瓷瓶内，加入白酒，密封浸泡 35 日即成。

【用法用量】口服：每次 30 毫升，每日 2 次，疗程半年至 1 年。

【功效主治】具有补肝肾、益气血的功效。主治青少年白发。

【药方来源】引自《酒的药用》

首乌归地酒

【处　　方】何首乌 24 克，当归 12 克，生地黄 16 克，黑芝麻仁 12 克，白酒 500 毫升。

【配　　制】将前4味药研碎，入布袋，置容器中，加入白酒，隔水以文火煮数沸，取出待冷后，密封浸泡7日，再过滤去渣即成。

【用法用量】口服：每次20毫升，每日2次。

【功效主治】具有补肝肾、养精血、清热生津、乌发的功效。主治阴虚血枯、腰膝酸痛、遗精、带下、须发早白等。

【药方来源】引自《药酒汇编》

首乌当归酒

【处　　方】何首乌、熟地黄各30克，当归15克，白酒1 000毫升。

【配　　制】将前3味药洗净，切碎，入布袋，置容器中，加入白酒密封，每日振摇数下，浸泡14日后，过滤去渣即成。

【用法用量】口服：每次10～15毫升，每日2次。

【功效主治】具有补肝肾、益精血的功效。主治须发早白、腰酸、头晕、耳鸣等。

【药方来源】引自《民间百病良方》

阿　胶

【性味归经】甘，平。归肺、肝、肾经。

【性能特点】本品质黏滋润，甘补而平，入肺、肝、肾经，为血肉有情之品。既善补血止血，又善滋阴润燥。为治血虚、阴虚诸证之要药。

【功　　效】补血止血，滋阴润燥。

【使用注意】本品滋腻黏滞，故脾胃不健、纳食不佳、消化不良及大便溏泄者忌服。

阿胶酒

【处　　方】阿胶400克，黄酒1 000毫升。

【配　　制】用黄酒在小火上煮阿胶，令溶化后，再煮至黄酒1 000毫升取下候温。

【用法用量】口服：每剂分4次，空腹服，细细饮之，不拘时候。

【功效主治】具有补血止血的功效。主治产后下血不止（产后血崩）。

【药方来源】引自《圣济总录》

鸡子阿胶酒

【处　　方】鸡子黄4枚，阿胶40克，青盐2克，米酒500毫升。

【配　　制】将鸡蛋4枚打破，按用量去清取黄备用。将米酒倒入坛中，置文火上煮沸，下入阿胶至化尽后，再下入鸡蛋黄（先搅散）、青盐拌匀，再煮数沸即离火，待冷后，放入净器中，静置备用。

【用法用量】温饮，每次50～100毫升，每日早晚各1次。

【功效主治】具有补虚养血、滋阴润燥、安胎的功效。主治营养性巨幼细胞性贫血、体虚乏力、血虚萎黄、虚劳咳嗽、吐血、便血、女子妊娠胎动不安、下血、崩漏、子宫出血等。

【药方来源】引自《永乐大典》

龙 眼 肉

【性味归经】甘，温。归心、脾经。

【性能特点】本品甘温，性不滋腻，入心、脾经。能补心脾、益气血、安心神，为治心脾两虚或气血不足之良药。

【功　　效】补心脾，益气血，安心神。

【使用注意】本品虽甘温无毒，但易助热生火，故内有实火、痰热、湿热者忌服。

龙眼酒

【处　　方】龙眼肉 1 500 克，烧酒（高粱白酒）6 000 毫升。

【配　　制】将龙眼肉去除杂质，浸泡于烧酒中，加盖密封，每日摇振 1 次，100 日后启封，滤出药液，装瓶备用。

【用法用量】口服：每次 20 毫升，每日 3 次。

【功效主治】具有补心健脾、养血安神的功效。可用于治疗心血不足型心律失常期前收缩。

【药方来源】引自《万氏家抄方》

延寿酒

【处　　方】龙眼肉 500 克，桂花 120 克，白糖 250 克，黄酒 5 000 毫升。

【配　　制】前 2 味药去除杂质，然后与白糖、黄酒一起同入瓷坛中浸泡，用数层油蜡纸密封坛口，每日振摇 1 次，3

个月后启封，滤取药酒，瓶装备用。

【用法用量】口服：每次30～50毫升，每日2次。

【功效主治】具有补心健脾、醒脑安神的功效。主治失眠健忘、头目昏沉、精力衰减、食少纳差等。

【药方来源】引自《寿世保元》

安神酒(1)

【处　　方】龙眼肉250克，冰糖60克，米酒1 500毫升。

【配　　制】将龙眼肉切碎，置于酒坛中，加米酒和冰糖搅拌均匀，加盖密封，放阴凉处浸泡30日后启封，滤去药渣，药酒澄清装瓶即可服用。

【用法用量】口服：每次20～30毫升，每日2次。药渣可随饮食用。

【功效主治】具有补气血、益心脾、宁心安神之功效。用于治疗虚劳羸弱、心悸怔忡、健忘失眠、精神恍惚等。

【药方来源】引自《万病回春》

(四)补阴药

石　斛

【性味归经】甘，微寒。归胃、肾经。

【性能特点】本品甘能滋养，微寒清凉，以清滋为用。入胃经，能养胃阴、生津液；入肾经，能滋肾阴、清虚热。此外，通过滋阴清热，还能明目、强腰。鲜用药力较强。

【功　　效】养胃生津，滋阴除热，明目，强腰。

【使用注意】本品甘补恋邪，故温热病不宜早用；又能助湿，故湿温尚未化燥者忌服。

生石斛酒

【处　　方】生石斛90克，牛膝30克，杜仲、丹参各24克，生地黄150克，黄酒3 500毫升。

【配　　制】将上述5味药切碎，装入纱布袋，放酒坛内，封口泡7日后，去药渣，取药液，装瓶备用。

【用法用量】每次30毫升，每日3次，温服。

【功效主治】具有补肾强筋骨、活血祛瘀、利关节、止痛的功效。主治类风湿关节炎。

【药方来源】引自《外台秘要》

黄　精

【性味归经】甘，平。归脾、肺、肾经。

【性能特点】本品甘平质润，作用缓和，入脾、肺、肾经，为平补气阴之品。既滋阴润肺，又补肾益精，还可补脾益气，为滋补良药。

【功　　效】滋阴润肺，补脾益气。

【使用注意】本品易助湿邪，故脾虚有湿、咳嗽痰多及中寒便溏者忌服。

黄精酒

【处　　方】黄精 100 克，白酒 2 500 毫升。

【配　　制】将黄精洗净，切片，装入纱布袋内，扎口，放入酒坛，倒入白酒，密封浸泡 30 日后即成。

【用法用量】口服：每次 20 毫升，每日 3 次

【功效主治】具有乌发，益脾，润血燥，补益延年的功效。主治发枯变白。

【药方来源】引自《普济方》

安神酒(2)

【处　　方】黄精、肉苁蓉各 250 克，白酒 5 000 毫升。

【配　　制】将前 2 味药研碎，置容器中，加白酒，密封浸泡 7 日，去渣留液。

【用法用量】空腹温饮：每次 5～10 毫升，每日 3 次。

【功效主治】具有补肾壮阳的功效。主治神经衰弱、记忆力减退。

【药方来源】引自《中药制剂汇编》

黄枸乌酒

【处　　方】黄精、枸杞子各 20 克，炙何首乌 15 克，白酒 500 毫升。

【配　　制】将前 3 味药洗净，沥干，再将黄精、何首乌研碎，3 味药用纱布包裹后，放入白酒中，密封浸泡 30～45 日后即成。

【用法用量】口服：每次 25 毫升，每日 1 次，晚饭前饮用。

【功效主治】具有养血生发、补肾填精的功效。主治头昏眼花、顶秃发白、失眠健忘。

【药方来源】引自《健身酒》

黄精枸杞苁蓉酒

【处　　方】黄精、枸杞子各 20 克,肉苁蓉 15 克,当归 10 克,白酒 500 毫升。

【配　　制】将以上诸药洗净,沥干,黄精、肉苁蓉、当归碎为粗粒,然后与枸杞子共用纱布包裹,放入白酒中,密封浸泡 30～45 日,滤酒备用。

【用法用量】口服:每次 30 毫升,每日 1 次,晚饭前空腹饮用。

【功效主治】具有养明益气、润肠通便的功效。主治大便秘结、肠内枯燥。

【药方来源】引自《健身酒》

壮身酒

【处　　方】黄精 50 克,何首乌、枸杞子、酸枣仁各 25 克,白酒 500 毫升。

【配　　制】将前 4 味药研碎,置容器中,加入白酒,密封浸泡 60 日后,过滤去渣即成。

【用法用量】口服:每次 25 毫升,每日 2 次。

【功效主治】具有补肝肾、健脾胃、养阴血、理虚损的功效。主治头晕失眠、食欲缺乏、腰膝酸痛、体衰乏力等。

【药方来源】引自《药酒汇编》

枸杞子

【性味归经】甘,平。归肝、肾、肺经。

【性能特点】本品甘平质润,归肝、肾、肺经。善滋补肝肾而明目,治肝肾阴虚、视力减退;能滋润肺阴而止咳,治阴虚咳嗽。

【功　　效】滋补肝肾,明目,润肺。

【使用注意】本品滋阴润燥,故大便溏薄者慎服。

枸杞酒(1)

【处　　方】枸杞子 120 克,白酒1 000毫升。

【配　　制】将枸杞子洗净,晾干,与白酒共置入容器,密封浸泡 7 日以上便可服用。

【用法用量】口服:每次 20 毫升,每日早晚各 1 次。

【功效主治】具有滋肾润肺、补肝明目的功效。主治肝肾阴亏或精血不足所致的头昏目眩、视物不明、目暗多泪、五心烦热、遗精、失眠多梦、腰膝酸痛,舌红少津等。

【药方来源】引自《备急千金要方》

枸杞酒(2)

【处　　方】枸杞子、生地黄各 300 克,熟火麻仁 500 克,白酒 5 000 毫升。

【配　　制】将熟火麻仁、生地黄切片,与枸杞子一同放入布袋,置容器中,加入白酒,密封浸泡 7～14 日后即可饮用。

【用法用量】口服：多少任意饮之，令体中微有酒力，醺醺为妙。

【功效主治】具有明目驻颜、轻身不老、坚筋骨、耐寒暑的功效。主治虚羸黄瘦不能食。

【药方来源】引自《永乐大典》

枸杞麻仁酒(1)

【处　　方】枸杞子、火麻仁各 750 克，生地黄 450 克，白酒 4 500 毫升。

【配　　制】将前 3 味药研碎，蒸熟，摊开晾去热气后置容器中，加入白酒，密封浸泡 7 日后，过滤去渣即成。

【用法用量】口服：每次 15～30 毫升，每日 2 次，或不拘时，随量饮之。

【功效主治】具有滋阴养血、润肠通便的功效。主治身体羸弱、肠燥便秘、面色萎黄、倦怠乏力、头昏目眩、口干食少等。

【药方来源】引自《药酒汇编》

枸杞麻仁酒(2)

【处　　方】枸杞子 500 克，生地黄、胡麻仁各 300 克，火麻仁 150 克，糯米 1 500 克，酒曲 120 克。

【配　　制】将枸杞子拍碎，置砂锅中，加水 3 500 毫升，煎至 2 500 毫升，倒入坛中待冷；将糯米蒸熟；生地黄、酒曲捣为末；胡麻仁、火麻仁蒸熟捣烂，共拌匀，入坛中密封，发酵 14 日后，去渣即成。

【用法用量】口服：每次适量饮之，以不醉为度，每日3次。

【功效主治】具有滋肝肾、补精髓、润五脏、养血益气的功效。主治须发早白、虚羸黄瘦、食欲缺乏、中午腰膝酸软等。

【药方来源】引自《药酒汇编》

多子酒方

【处　　方】枸杞子、龙眼肉、核桃仁、白糖各250克，好烧酒7 000毫升，糯米酒500毫升。

【配　　制】将上3味药共装细纱布袋内，扎口，入坛内，加入好烧酒、糯米酒、白糖，封口浸泡3周取出。

【用法用量】口服：每次50～100毫升，每日2次。

【功效主治】具有补肾健脾、养血脉、抗衰老的功效。主治脾肾两虚、面色萎黄、精神萎靡、腰膝酸软、阳痿早泄、精少不育等。

【药方来源】引自《奇方类编》

固精酒

【处　　方】枸杞子120克，当归(酒洗、切片)60克，熟地黄90克，白酒1 000毫升。

【配　　制】将前3味药置容器中，加入白酒，密封隔水煮沸20分钟，取出，埋入土中7日以去火毒，取出开封即成。

【用法用量】口服：每次30～50毫升，每日早晚各1次。

【功效主治】具有滋阴活血益肾的功效。主治阳痿不育等。

【药方来源】引自《惠直堂经验方》

杞菊麦冬酒

【处　　方】枸杞子 125 克，甘菊花 10 克，麦冬 25 克，糯米 2 500 克，酒曲适量。

【配　　制】将前 3 味药同煮至烂，加入糯米、酒曲适量，常法酿酒，酒熟后去渣取汁。

【用法用量】口服：饭前服用，每次 20 毫升，每日 2 次。

【功效主治】具有补肾益精、养肝明目、止泪的功效。主治肾虚消渴、视物模糊、阳痿遗精、腰背疼痛、足膝酸软、肺燥咳嗽。

【药方来源】引自《药酒汇编》

杞麦酒

【处　　方】枸杞子 50 克，甘菊花 10 克，麦冬 30 克，杜仲 15 克，白酒 1 500 毫升。

【配　　制】将以上药物研碎末，装入酒坛内，倒入白酒，密封坛口，浸泡 15 日，滤出药液，装瓶备用。

【用法用量】口服：每次 20 毫升，每日 2 次，空腹温服。

【功效主治】具有补肾益精、养肝明目的功效。主治多发性神经炎（足膝无力而软，证属肝肾阴虚者）。

【药方来源】引自《和剂局方》

枸杞巴戟酒

【处　　方】枸杞子、巴戟天各 30 克，白酒 500 毫升。

【配　　制】将上述 2 味药共研为粗末，装入布袋，扎紧袋口，置于容器中，用白酒浸泡，7 日后取出药袋，压榨取液，将榨取液与药酒混合，静置过滤后即成。

【用法用量】口服：每次 10～15 毫升，每日 2 次。

【功效主治】具有补益肝肾、养血明目的功效。主治肾虚腰痛、头目眩晕、视物昏花、阳痿遗精、身体虚弱等症。

【药方来源】引自《民间百病良方》

枸杞杜仲酒

【处　　方】枸杞子 200 克，杜仲 100 克，米酒 1 000 毫升。

【配　　制】将上述 2 药捣成粗末，放入酒坛，加米酒搅拌润湿，加盖密封，放阴凉处浸泡 7～10 日，启封滤去药渣，澄清装瓶即可服用。

【用法用量】口服：每次 15～30 毫升，每日 2 次。

【功效主治】具有补肝肾、益精血、壮腰膝之功效。用于治疗经期来潮不定、量少色淡、头晕目眩耳鸣、腰膝酸软、小腹空痛、夜尿多等。

【药方来源】引自《百病饮食自疗》

枸杞生地酒

【处　　方】枸杞子 250 克，生地黄 300 克，好酒 1 500 毫升。

【配　　制】将上述 2 药共研碎，置于净瓶中，用好酒密封浸泡，密封 15 日开封，去渣备用。

【用法用量】口服：每次空腹温饮 10～20 毫升，每日早晚各 1 次。

【功效主治】具有补精益肾、滋阴、养肝明目的功效。主治视物模糊、阳痿遗精、腰膝酸软、烦热头痛等。

【药方来源】引自《名医验方类编》

枸杞骨皮酒

【处　　方】枸杞子 150 克，地骨皮 30 克，蜂蜜 150 克，白酒 1 500 毫升。

【配　　制】将前 2 味药研碎，置容器中，加入白酒和蜂蜜，密封浸泡 30 日后，过滤除药渣即成。

【用法用量】口服：每次空腹温服 15 毫升，每日 2 次。

【功效主治】具有滋补肝肾、清热明目的功效。主治视物模糊、腰膝酸软。

【药方来源】引自《药酒汇编》

杞菊地冬酒

【处　　方】枸杞子、菊花各 40 克，生地黄、麦冬各 30 克，冰糖 60 克，白酒 1 200 毫升，凉开水 800 毫升。

【配　　制】将生地黄、麦冬研碎，枸杞子切碎，同菊花入布袋，添酒，加糖溶解，再加凉开水 800 毫升拌匀，密封浸泡 14 日，去渣留液。

【用法用量】空腹温服：每次 10～20 毫升，每日早晚各服 1 次。

【功效主治】具有补益肝肾的功效。主治视物模糊、迎风流泪、肝肾不足、腰膝酸软、头目晕眩。

【药方来源】引自《补肾益寿药酒方》

杞菊酒

【处　　方】枸杞子50克，甘菊花10克，麦冬30克，杜仲15克，白酒1 500毫升。

【配　　制】将前4味药捣为粗末，置容器中，加入白酒1 500毫升，密封浸泡21日后，过滤去渣即成。

【用法用量】口服：每次15毫升，每日2次。

【功效主治】具有养肝明目、补肾益精的功效。主治腰背疼痛、足膝酸软、头晕目眩、阳痿遗精、肺燥咳嗽等。

【药方来源】引自《药酒汇编》

三味抗衰酒

【处　　方】枸杞子700克，北山楂300克，肉苁蓉500克，白酒7 500毫升。

【配　　制】将上药用白酒1 500毫升浸泡，1个月后过滤渣取净汁，入瓶密贮备用。

【用法用量】口服：每次50～100毫升，可以常饮。

【功效主治】具有养阴益精、健脾补肾、益气和血、抗衰强身的功效。主治中老年体虚证。

【药方来源】引自《时珍国药研究》

枸杞地黄酒(1)

【处　　方】枸杞子1 000克，生地黄汁2 500毫升，白酒2 500毫升。

【配　　制】将上述2味药，每以十月壬癸日，面向东方采枸杞子，先以白酒于瓷瓶内浸20日，开封再入生地黄汁(不犯生水)同浸，勿须搅，但以纸密封三重，候至立春前30

日开瓶取酒备用。

【用法用量】口服：每次 15 毫升，每日 2 次。

【功效主治】具有滋阴补肾、乌发、生发的功效。主治精血亏虚所致须发变白。

【药方来源】引自《圣济总录》

枸杞地黄酒(2)

【处　　方】枸杞子 60 克，黑芝麻(炒)30 克，生地黄汁 80 毫升，白酒1 000毫升。

【配　　制】将枸杞子研碎，与黑芝麻同置容器中，加入白酒 1 000 毫升，密封浸泡 20 日，再加入地黄汁，搅匀密封，浸泡 30 日后，过滤除药渣即成。

【用法用量】口服：每次空腹服 20～30 毫升，每日 2 次。

【功效主治】具有滋阴养肝、乌须健身、凉血清热的功效。主治阴虚血热、头晕目眩、须发早白、口舌干燥等。

【药方来源】引自《民间百病良方》

鳖　甲

【性味归经】咸，寒。归肝、肾经。

【性能特点】本品咸寒质重，入肝、肾经，为滋阴镇潜兼软坚之品。既滋肾阴、退热除蒸，又镇潜肝阳、软坚散结，主治阴虚阳亢、虚风内动、阴虚发热、久疟疟母及癥瘕等。

【功　　效】滋阴潜阳，退热除蒸，软坚散结。

【使用注意】本品性寒质重，故脾胃虚寒之食少便溏及孕妇慎服。

鳖甲浸酒方

【处　　方】炙鳖甲120克，白酒250毫升。

【配　　制】将炙鳖甲研成粉末，置于容器中，加入烧酒250毫升，密封浸泡7日后即可服用。

【用法用量】口服：每次15毫升，每日2次。

【功效主治】具有滋阴、软坚、散结的功效。用于治疗瘰疬、瘘疮及风顽疥癣等。

【药方来源】引自《普济方》

天　冬

【性味归经】甘、苦，寒。归肺、肾经。

【性能特点】本品甘润苦降，寒而清泄，入肺、肾经，为清滋滑润之品。既润肺止咳、清肺降火，又滋肾养阴、生津止渴，还可清润肠燥而通便。

【功　　效】滋阴降火，清肺润燥，润肠通便。

【使用注意】本品大寒滋润，故脾胃虚寒、食少便溏者慎服。

天冬酒

【处　　方】天冬15千克，糯米11千克，酒曲5千克。

【配　　制】将天冬(去心)研碎，加水220升，煎至减半备用，糯米水浸，沥干蒸饭，候温，入酒曲(压碎)和药汁拌匀，入瓮密封，保温，如常法酿酒，酒熟，去渣，收贮备用。

【用法用量】口服：每日晚上临睡前服20～30毫升。

【功效主治】具有清肺降火、滋肾润燥的功效。主治肺肾阴亏、虚劳潮热、热病伤津、燥咳无痰等。

【药方来源】引自《本草纲目》

女贞子

【性味归经】甘、苦，凉。归肝、肾经。

【性能特点】本品甘苦性凉，补而不腻，入肝、肾经，为凉补之品。善滋补肝肾之阴，并以此而清热、明目。

【功　　效】滋肾补肝，清虚热，明目乌发。

【使用注意】本品虽补而不腻，但性凉，故脾胃虚寒泄泻及肾阳虚者忌服。

女贞子酒

【处　　方】女贞子100克，白糖、大枣少许，粮食白酒1 000毫升。

【配　　制】取女贞子淘洗，晾干，放置于瓶中，加入粮食白酒，再酌加白糖或大枣少许，浸泡35日，取上清液使用。

【用法用量】口服：每次20毫升，每日2次。

【功效主治】具有滋补肝肾、祛风乌发的功效。主治须发早白、容颜早衰等。

【药方来源】引自《本草纲目》

乌发益寿酒

【处　　方】女贞子 80 克，墨旱莲、黑桑椹各 60 克，黄酒 1 500 毫升。

【配　　制】将前 3 味药研碎，入布袋，置容器中，加入黄酒，密封浸泡 14 日后，过滤去渣即成。

【用法用量】口服：每次空腹温服 20～30 毫升，每日 2 次。

【功效主治】具有滋肝肾、清虚热、乌发益寿的功效。主治肝肾不足所致的须发早白、头晕目眩、腰膝酸痛、面容枯槁、耳鸣等。

【药方来源】引自《滋补药酒精粹》

二至益元酒

【处　　方】女贞子、墨旱莲各 30 克，熟地黄、桑椹各 20 克，白酒 500 毫升，黄酒1 000毫升。

【配　　制】将上药共研为粗末，纱布袋装，扎口，置容器中，加入白酒、黄酒混合后密封浸泡上药，7 日后取出药袋，压榨取液，将榨取液和药酒混合，静置，过滤即得。

【用法用量】口服：每次 20 毫升，每日 2 次。

【功效主治】具有滋养肝肾、益血培元的功效。主治肝肾阴虚、腰膝酸痛、眩晕、失眠、须发早白等，也可用于神经衰弱，高血脂等病的治疗。

【药方来源】引自《中国药物大全》

滋补肝肾酒

【处　　方】女贞子、胡麻仁、枸杞子各 60 克，生地黄 30

克，冰糖 100 克，白酒 2 500 毫升。

【配　　制】将胡麻仁水浸，去掉浮物，洗净蒸过，研碎；余药研碎，与胡麻仁同入布袋待用；另将冰糖放锅中，加水适量，置文火上加热溶化，待变成黄色时，趁热用净细纱布过滤1遍备用；将白酒放入容器中，加入药袋，加盖，置炉上文火煮至鱼眼沸时取下，待冷后密封，置阴凉处隔日摇动数下，浸泡 14 日后，过滤去渣，加入冰糖液，再加入 500 毫升凉开水，拌匀过滤，贮瓶备用。

【用法用量】口服：每次空腹服 10～20 毫升，每日早晚各 1 次。

【功效主治】具有滋肝肾、补精血、益气力、乌须发、延年益寿的功效。主治腰膝酸软、肾虚遗精、头晕目眩、须发早白、老年肠燥便秘等。

【药方来源】引自《药酒汇编》

桑椹

【性味归经】甘，寒。归心、肝、肾经。

【性能特点】本品甘寒，质润滑利，入心、肝、肾经。善滋补阴血，治阴血亏虚诸证；能养胃生津，治津伤口渴与消渴；兼润肠通便，治肠燥便秘。

【功　　效】滋阴补血，生津，润肠。

【使用注意】性寒润滑，故脾胃虚寒溏泄者忌服。

桑椹酒(1)

【处　　方】桑椹(鲜品)500克,白酒1 000毫升。

【配　　制】将桑椹洗净,沥干,放入白酒中,密封浸泡10日后即可服用。

【用法用量】口服:每次10～20毫升,每日2次。

【功效主治】具有滋阴补血、润肠通便的功效。主治肠燥便秘、老年体衰、腰膝酸软、头昏耳鸣、须发早白等。

【药方来源】引自《酒的药用》

桑椹酒(2)

【处　　方】桑椹500克,糯米200克,酒曲适量。

【配　　制】将桑椹加水煎,滗出药汁,弃药渣,用药汁和糯米煮成饭、摊凉、放入酒曲拌匀,入坛密封,酿成酒后启封即可。

【用法用量】口服:每次30毫升,每日3次。

【功效主治】具有补肝肾、养阴液的功效。主治带下过少、小便不利、头晕等。

【药方来源】引自《普济方》

桑桂酒

【处　　方】鲜桑椹500克,鲜龙眼肉250克,米酒1 000毫升。

【配　　制】将鲜桑椹、龙眼肉用食品搅碎机粉碎成末,放入酒坛中,加米酒搅拌均匀,密封放阴凉处浸泡7～10日,经常振摇酒坛,启封,过滤去渣,澄清装瓶即可饮用。

【用法用量】口服:不拘时,随量饮用,勿过量致醉。

【功效主治】具有滋阴养血、补心安神、补益脾胃之功效。用于治疗心脾两虚、阴虚血亏所致的心悸失眠、体弱乏力、耳聋目暗等。

【药方来源】引自《良朋汇集经验神方》

桑椹醪

【处　　方】鲜桑椹1 000克，糯米 500 克，酒曲适量。

【配　　制】将鲜桑椹洗净，捣烂，以纱布绞汁，将汁与糯米按常法煮焖成干饭，待凉，加入酒曲(压碎)拌匀，发酵成酒酿，即可服用。

【用法用量】口服：不受限，每日随量佐餐服用。

【功效主治】具有滋补肝肾、舒筋活络、聪耳明目的功效。用于治疗瘰疬、关节不利、消渴、耳鸣、目暗、便秘等，兼治各种痈疽肿毒。

【药方来源】引自《百病中医药酒疗法》

桑龙药酒

【处　　方】桑椹、龙眼肉各 120 克，白酒1 000毫升。

【配　　制】将前 2 味药洗净，晒干，置于容器中，注入白酒，加盖密封，浸泡 30 日，去除药渣，滤取药液，装瓶备用。

【用法用量】口服：每次 20～30 毫升，每日 3 次。

【功效主治】具有滋阴补血、益气的功效。主治心悸失眠、体弱乏力、面色无华、心血不足型心律失常。

【药方来源】引自《良朋汇集经验神方》

桑椹苍术酒

【处　　方】鲜桑椹 200 克，苍术 20 克，地骨皮 20 克，白酒1 000毫升。

【配　　制】将苍术、地骨皮共研为粗末，入布袋，置容器中，加白酒密封浸泡 7 日，去渣留液；鲜桑椹捣烂绞汁，和入药酒中，再密封浸泡 7 日即成。

【用法用量】口服：每次 15～20 毫升，每日早晚各服 1 次。

【功效主治】具有养血补肾，清肝明目，燥湿健脾的功效。主治早老眼花，须发早白，食欲缺乏。

【药方来源】引自《东医宝鉴》

桑椹杞圆酒

【处　　方】桑椹、大枣、枸杞子、龙眼肉各 15 克，白酒 500 毫升。

【配　　制】将前 4 味药研碎，置容器中，加入白酒 500 毫升，密封浸泡，每日振摇 1 次，14 日后过滤除药渣备用。

【用法用量】口服：每次 20～30 毫升，每日 2 次。

【功效主治】具有滋阴补血的功效。主治贫血、头晕目眩、心悸气短、四肢乏力、腰膝酸软、神经衰弱等。

【药方来源】引自《药酒汇编》

桑椹柠檬酒

【处　　方】桑椹1 000克，柠檬 5 个，白糖 100 克，米酒 1 800 毫升。

【配　　制】将前 2 味药用米酒浸泡 10 日加入白糖即可（浸泡 1～2 个月效果更佳）。用时将桑椹、柠檬滤去。

【用法用量】口服：每次 50～100 毫升，每日 2 次。

【功效主治】具有滋阴液、养心脉的功效。主治头晕、眼花、耳鸣、腰膝酸软等。

【药方来源】引自《趣味中医》

十八、收涩药

五味子

【性味归经】酸,温。归肺、肾、心经。

【性能特点】本品味酸收涩,性温质润,敛、补兼备,入肺、肾、心经。上能敛肺止咳平喘,下能滋肾涩精止泻,内能生津宁心安神,外能固表收敛止汗。

【功　　效】敛肺滋肾,生津敛汗,涩精止泻,宁心安神。

【使用注意】本品酸温涩敛,故表邪未解、内有实热、咳嗽初起及麻疹初发慎服。

五味子酒

【处　　方】五味子 50 克,白酒 500 毫升。

【配　　制】将五味子洗净,装入玻璃瓶中,加入白酒浸泡,瓶口密封,浸泡期间,每日振摇 1 次,浸泡半个月后即可饮用。

【用法用量】口服:每次 3 毫升,每日 3 次。

【功效主治】镇静安神。主治神经衰弱、失眠、头晕、心悸、健忘、烦躁等。

【药方来源】引自《药膳食谱集锦》

乌 梅

【性味归经】酸,平。归肝、脾、肺、大肠经。

【性能特点】本品味酸涩敛,性平不偏,既入肝、脾经,又入肺与大肠经。上能敛肺气以止咳,下能涩大肠以止泻,并能收敛以止血。又因酸味独重,还善安蛔、生津。

【功　　效】敛肺,涩肠,生津,安蛔,止血。

【使用注意】本品酸涩收敛,故表邪未解及实热积滞者慎服。

乌梅酊

【处　　方】乌梅10克,75%乙醇100毫升。

【配　　制】将乌梅去除杂质,放入乙醇中,密封浸泡10日,取上清液备用。

【用法用量】外用:用棉签蘸药液涂擦患处,每日3次,涂药后在阳光下照晒局部5～10分钟。

【功效主治】具有活血祛瘀、收涩消斑的功效。用于治疗白癜风。

【药方来源】引自《中医药治疗白癜风》

消斑酊

【处　　方】乌梅60克,补骨脂30克,骨碎补10克,80%～85%乙醇300毫升。

【配　　制】将上述前3味药去除杂质,放入乙醇中,过滤去渣后即可使用。

【用法用量】外用：用棉签蘸药液擦患处，每日擦 3～4 次。

【功效主治】具有活血祛瘀、收涩祛斑的功效。用于治疗白癜风。

【药方来源】引自吴松《中医药治疗白癜风》

莲子肉

【性味归经】甘、涩，平。归脾、肾、心经。

【性能特点】本品甘涩而平，入脾、肾、心经，补虚与固涩兼具，为药食两用之品。既善补心脾肾之虚，又能涩肠、固精、止带及安神。

【功　　效】补脾止泻，益肾固精，养心安神。

【使用注意】本品甘涩，故大便秘结者慎服。

莲子酒

【处　　方】莲子 200 克，米酒1 000毫升。

【配　　制】将莲子洗净，去皮、心，捣成粗末，装入白纱布袋，扎紧口，于酒坛中加米酒浸透，加盖密封，放阴凉处浸泡 10～15 日后启封，提出药袋，酒液装瓶。

【用法用量】口服：每次 20～30 毫升，每日早晚各 1 次。

【功效主治】具有养心安神、益肾固精止带、补脾涩精止泻的功效。主治心悸失眠、肾亏遗精、带下、脾虚久泻。

【药方来源】引自《大众四季饮膳》

金樱子

【性味归经】酸、涩，平。归肾、膀胱、大肠经。

【性能特点】本品酸涩收敛，性平少偏，功专固涩下焦，善治下焦滑脱不禁诸证。

【功　　效】固精缩尿，涩肠止泻，固崩止带。

【使用注意】本品功专收敛，凡有实火、实邪者忌服。

水陆二仙酒

【处　　方】金樱子(去子)、芡实肉各120克，米酒1 000毫升。

【配　　制】将上2味药洗净，研末，若用鲜果，与米酒共入净瓶内，浸泡5～7日，时加振摇，日满，加碾细末食盐0.1克搅匀，隔水(重汤)蒸煮，取出收贮备用。

【用法用量】口服：每次饭前50毫升，每日2次。

【功效主治】具有益气补元的功效。主治妇女白浊带下。

【药方来源】引自《本草图经》

五倍子

【性味归经】酸、涩，寒。归肺、大肠、肾经。

【性能特点】本品酸涩收敛，寒可清降，既入肺、肾，又入大肠。善敛肺、涩肠、敛汗、固精、止血、敛疮，兼降火，适用于多种滑脱之证，兼热者尤宜。

【功　　效】敛肺降火，涩肠固精，敛汗止血，收湿敛疮。

【使用注意】本品酸涩收敛，故外感咳嗽、湿热泻痢者忌服。

五倍子酒

【处　　方】五倍子 4 克，白酒 30～50 毫升。

【配　　制】将五倍子拣去杂质，敲开，剔去其中杂质，研末，放入铁锅内炒，起烟黑色为度，将白酒倒入，滤去渣即成。

【用法用量】以上药酒 1 次服完，中病即止。

【功效主治】具有敛肺涩肠、止血解毒、化痰消肿的功效。主治胃与十二指肠溃疡。

【药方来源】引自《本草纲目》

倍矾酒

【处　　方】五倍子 250 克，白矾 60～120 克，白酒1 000 毫升。

【配　　制】将上述前 2 味药研碎，置于容器中，加入白酒，密封浸泡 7 日后，过滤去渣即可使用。

【用法用量】外用：下水田劳动前，取此药酒涂擦手足及小腿部皮肤。

【功效主治】具有收敛、止痒、防护的功效。用于治疗预防稻田性皮炎。

【药方来源】引自《民间百病良方》

五倍蛇床酒

【处　　方】五倍子 15 克，蛇床子 30 克，韭菜子、白矾各 9 克，烧酒 120 毫升。

【配　　制】将上述前 4 味药共研粗末，置于玻璃瓶中，加入白酒，每日早晚振摇 1 次，密封浸泡 3 日，过滤去渣后即可使用。

【用法用量】外用：每次用纱布蘸取药酒涂擦患部 10～20 分钟，每日早、中、晚各用 1 次。

【功效主治】具有消炎活血、祛风止痒的功效。用于治疗稻田性皮炎。

【药方来源】引自《百病中医熏洗熨擦方法》